身体を知って健康を保つ本

大和田 清吉

Owada Seikichi

風詠社

はじめに

製薬企業、病院、薬局経営と、医療関係者として長年従事して感じたことは、医師と患者様お互い、病気や治療に関しての認識に、ギャップが生まれていることでした。

患者様が自身の肉体的なことや精神的な悩みについて、医師からもう少しお伺いしたいことが口から出かかっているにもかかわらず、まわりの状況と自分の行動が差し出がましい態度では、との考えが頭をよぎってなかなか話を切り出せないもどかしさ。

医師にとっても診察などでいかに多忙中とはいえ、薬などに関する患者様からの問い合わせに十分な説明ができない心残り。

そこで、このギャップを少しでも縮小し、この橋渡しになればと思ったのがこの本の出版の動機でした。

さらに詳しく、もっと深くとお考えの方には、脚注として語句を列記しましたのでご活用ください。

さらなる知識を充実させるために“扉を開いて前進する一歩”となるよう期待してやみません。

目　次

第2章 なにをいまさら、されどアレルギー

第３章　呼吸のチョコット知識

第４章　核酸のチョコット知識

第５章　脳内神経伝達物質のチョコット知識

第６章　免疫のチョコット知識

第７章　ウイルス感染症のチョコット知識

第1章
なにをいまさら、されど食中毒

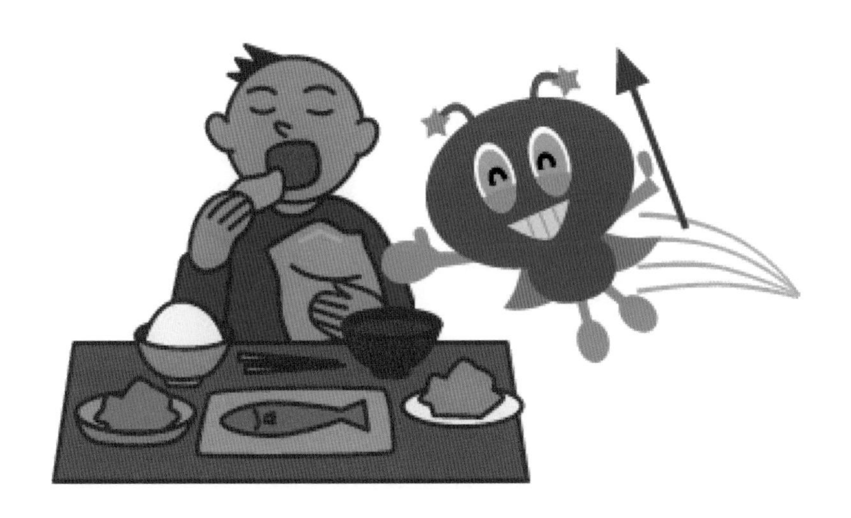

私は非病原性の大腸菌！
ご家庭の中でほんのちょっと気をつけること …。
大事な家族のために、少しだけお聞きください。

1. 食中毒の種類

拝啓、人間さま。

毎日、うっとうしい天気が続く今日このごろ、いかがお過ごしでしょうか。

この高温多湿の気候では体力や免疫が低下し、さぞかし、お身体に変調を来たしていることとご推察申し上げます。

聞くところによりますれば、全国各地で**食中毒**が発生している由、察するに余りあります。

突然の手紙でご無礼いたします。**私たち**はあなたがた人間さまの身体の中で日夜分裂増殖に励み、腸内の細菌たちのバランスをもとっている無害というよりは、むしろ人間さまには**有用な非病原性の大腸菌**です。

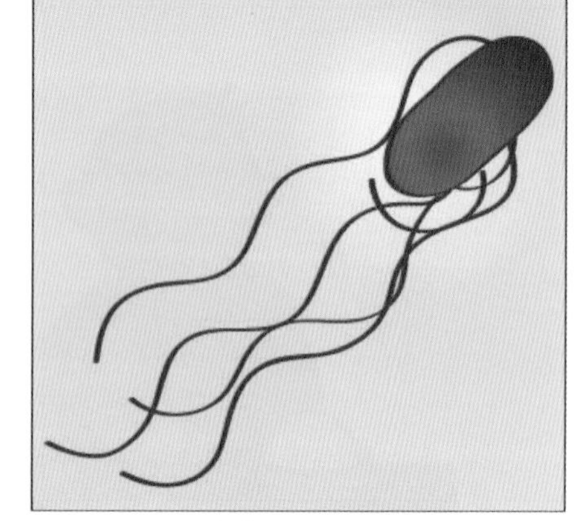

大腸菌のイメージ図

最近食中毒の原因菌として騒がれている**腸管出血性大腸菌 *O*157** や ***O*111**、***O*26** などは、私たち非病原性の大腸菌の仲間で、有害な下痢原性大腸菌の一種です。

いわゆる、私たちとは親戚関係にあるのですが、私たち非病原性大腸菌と下痢原性大腸菌の人間さまに及ぼす影響の利害は全く相反します。

この点につきまして釈明方お詫びいたしたく、思いきってペンをとった次第です。

さて、食中毒には私たちの仲間が引き起こす**細菌性**や**ウイルス性の食中毒**、フグや毒キノコを食して発生する**自然毒食中毒**、さらに化学物質を誤って摂食して起こる**化学性食中毒**があります。

食中毒の種類

<table>
<tr><td rowspan="2">細菌性食中毒</td><td>感染型</td><td>細菌が腸管内で増殖して食中毒症状を起こすもの
サルモネラ・腸炎ビブリオ・下痢性大腸菌など</td></tr>
<tr><td>毒素型</td><td>細菌が食品中で産生する毒素による食中毒
黄色ブドウ球菌・ボツリヌス菌など</td></tr>
<tr><td>ウイルス性食中毒</td><td>ウイルス</td><td>ノロウイルス・ロタウイルスなど</td></tr>
<tr><td rowspan="2">自然毒食中毒</td><td>動物性</td><td>フグなど</td></tr>
<tr><td>植物性</td><td>毒キノコなど</td></tr>
<tr><td>化学性食中毒</td><td></td><td>有毒な化学物質によるもの
ヒ素・有害金属など</td></tr>
</table>

参考）『調理師教科全書 食品衛生学』全国調理師養成施設協会

大腸菌：*Escherichia coli*

2. 主な細菌と細菌の増殖

化学性食中毒は季節とあまり関係はありませんが、細菌性食中毒やウイルス性食中毒、それに自然毒食中毒は**季節と密接な関係**があります。

なかでも細菌性食中毒を起こす細菌にとっては、高温多湿の気候は細菌が最も活発に活動できる絶好の季節で、栄養分や水分などの条件がそろえば1時間に2～3回分裂して子孫繁栄に励みます。

主な細菌のグラム染色と形態

	球菌	桿菌
グラム陽性菌	ブドウ球菌 レンサ球菌 肺炎球菌	※
グラム陰性菌	淋菌 髄膜炎菌	大腸菌 サルモネラ菌 コレラ菌 カンピロバクター プロテウス属菌 緑膿菌 インフルエンザ菌 軟性下疳菌

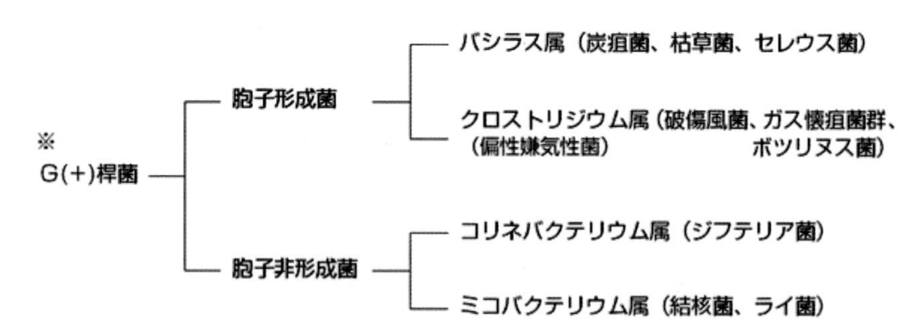

G(+)：グラム陽性／G(−)：グラム陰性／胞子：芽胞

参考）中沢昭三「抗生物質の基礎知識」南山堂

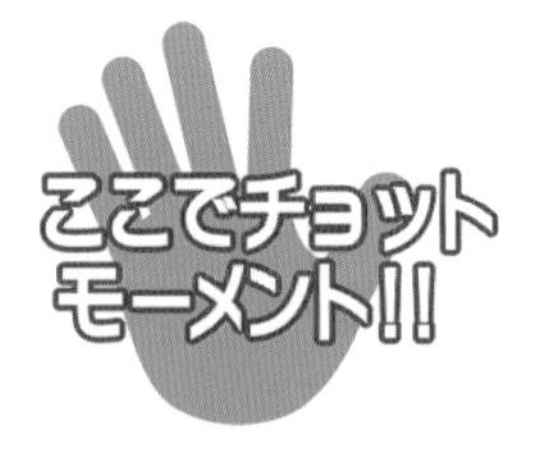

たとえば、**30分に1回分裂する1個の細菌は10時間後には約100万個の細菌に増殖する**ことができるのです。

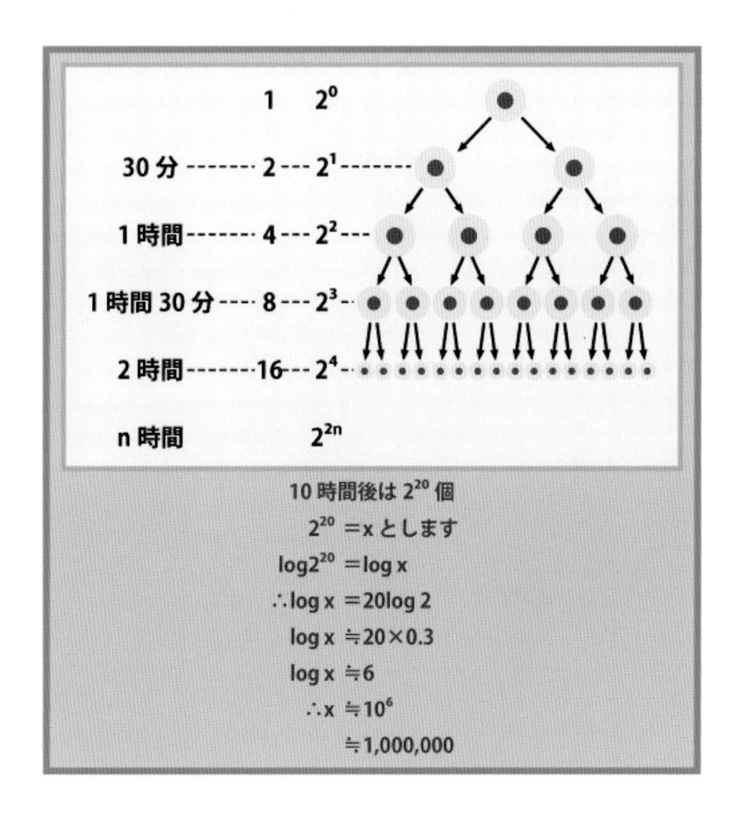

細菌の増殖

1 個の細菌が分裂して 2 個になり、この新生された 2 個の細菌が次の分裂を始めるまでの時間を**世代時間**といいます。栄養や培養温度などの環境にもよりますが、通常、最適の条件下では、大腸菌などの普通の細菌の世代時間は 20 ～ 30 分、結核菌の世代時間は 4 ～ 5 時間といわれています。

たとえば**世代時間が 20 分の細菌 a 個 は 24 時間後には理論上 a ×2^{72} 個まで増殖する**はずです。しかし実際には培地の栄養不足や有害な代謝産物の蓄積などによる環境条件の悪化により、分裂速度が鈍るとともに死滅菌も増加するため、培地 1 mℓ中の生菌数は 多くても 1 ～ 5 × 10^8 個程度です。

世代時間：Generation time

3. 毒素型食中毒

細菌性食中毒には毒素型と感染型があります。

細菌が飲食物中で産生する毒素による毒素型食中毒は、エンテロトキシンを産生する黄色ブドウ球菌やボツリヌストキシンを産生するボツリヌス菌などによって引き起こされます。

(1) 黄色ブドウ球菌

ブドウ球菌は直径 1μm（0.001㎜）程度の球菌でブドウの房状に不規則な菌塊をつくって配列し、自然界に広く分布。人間さまでは皮膚、鼻咽頭、腸管に常在しています。

また、人間さまから分離されるブドウ球菌には、菌体外酵素のコアグラーゼ陽性菌（coaglase を持つ菌）の病原性の強い黄色ブドウ球菌とコアグラーゼ陰性菌（coaglase を持たない菌）とがあります。黄色ブドウ球菌はブドウ球菌の中でも最も病原性が強く、食塩耐性があり、乾燥、熱にも比較的強い細菌です。

健常人間さまでも保菌していることが多い常在菌の１つですが、ひとたび感染が成立すると、菌の毒素、菌体外酵素により種々の病態を引き起こします。

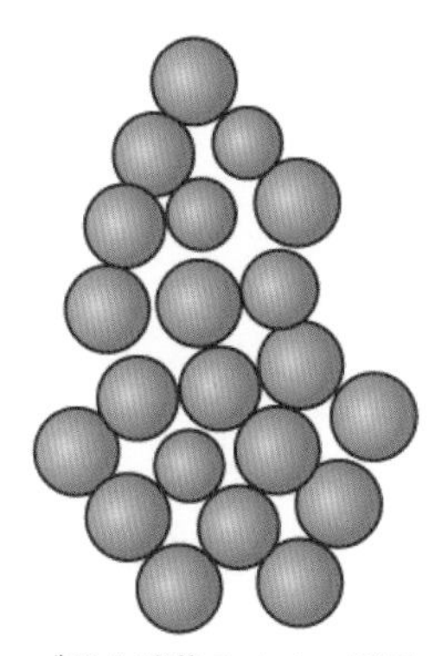

ブドウ球菌のイメージ図

黄色ブドウ球菌食中毒

黄色ブドウ球菌は、黄色ブドウ球菌の産生するエンテロトキシンによる毒素型食中毒を引き起こします。エンテロトキシンは100℃、30分の過熱にも耐える耐熱性毒素です。

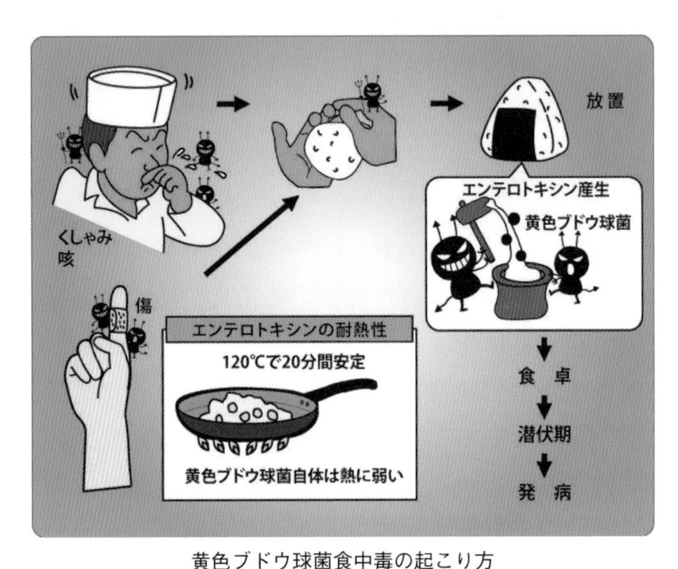

黄色ブドウ球菌食中毒の起こり方

参考）「調理師教科全書 食品衛生学」全国調理師養成施設協会

黄色ブドウ球菌食中毒は、料理する人の手の切り傷などから黄色ブドウ球菌が混入し、増殖した結果、産生されたエンテロトキシンにより発生します。

潜伏期間は30分〜6時間と短く、激しい嘔吐、急激な腹痛、下痢があるも、発熱はほとんどないのが特徴です。

黄色ブドウ球菌食中毒の特徴

菌名	主な症状	潜伏期	汚染源	主な原因食品	予防法
黄色ブドウ球菌	吐き気、嘔吐、下痢、腹痛、発熱はほとんどない。	30分〜6時間 3時間前後が多い	ヒトの化膿巣、乳房炎にかかったウシの乳	にぎり飯、乳製品、シュークリーム、煮豆類	手指に化膿性疾患のある人は、食品を扱わない。（エンテロトキシンは耐熱性がある。）

(2) ボツリヌス菌

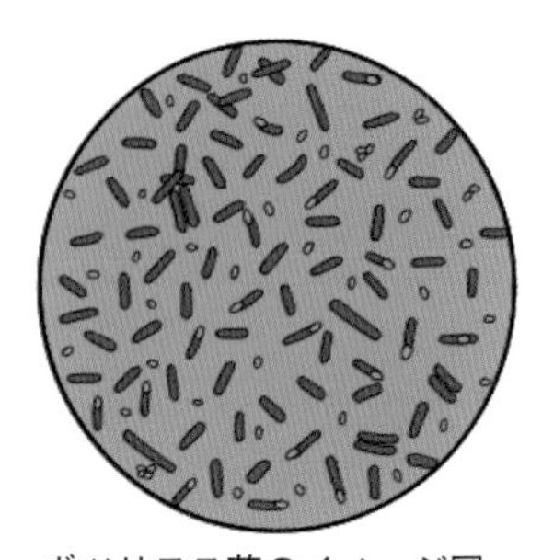
ボツリヌス菌のイメージ図

クロストリジウム属ボツリナム菌は酸素が存在しているところでは生育できない大きさ 0.5 ～ 2.5×1.6～22.0μｍのグラム陽性偏性嫌気性芽胞形成桿菌で、毒素型食中毒の原因菌です。

この菌は土壌、河川、湖沼に分布しています。そして、この菌に汚染された食品が十分に処理されないまま缶詰や瓶詰、ハム、ソーセージなどに密閉されると、菌が嫌気的条件下に置かれて増殖し、菌の自己融解によって毒素が食品中に放出されます。この毒素はボツリヌス毒素といわれ、破傷風菌の毒素と並んで地球上人類の知る最強の毒素です。ただ、この毒素は熱に弱く、80℃で 30 分、あるいは 100℃で 10 分の加熱により、毒性を失います。

ボツリヌス菌に汚染された食品を摂取すると、毒素が小腸で吸収されて血流にのって全身を回り、交感神経節前繊維末端と副交感神経節前節後繊維末端に作用し、アセチルコリンの分泌を抑制します。その結果、筋肉の弛緩性麻痺が現れます。

ボツリヌス食中毒

食品摂取後２～ 40 時間の潜伏期を経て、下痢、嘔吐などの胃腸症状や複視、瞳孔散大、眼瞼下垂、嚥下困難などの運動神経麻痺症状を呈します。通常、発熱や知覚障害はみられず、意識は清明です。

その他、ボツリヌス症の主な病型には、乳児ボツリヌス症、創傷ボツリヌス症、成人腸管ボツリヌス症などがあります。

ボツリヌス菌食中毒の特徴

菌名	主な症状	潜伏期	汚染源	主な原因食品	予防法
ボツリヌス菌	視力障害、口喝、嚥下困難、手足のしびれ。 呼吸麻痺により死に至ることもある。	2時間～8日 普通12~36時間	土壌、水底土、動物の腸管、魚類	いずし ハム・ソーセージ、自家製缶詰、燻製魚類、ハチミツ	魚介類や野菜は十分洗浄する。加熱摂食が必要。無酸素状態をつくらない。

■予防方法

ボツリヌス毒素は熱に弱く、加熱で不活化されるため、食前加熱によって、発症予防が可能です。

また、ハチミツにはボツリヌス菌芽胞が存在する可能性があるので、乳児ボツリヌス症を予防するために、1歳未満の乳児にはハチミツを与えないでください。

エンテロトキシン：Enterotoxin
黄色ブドウ球菌：*Staphylococcus aureus*
ボツリヌストキシン：boturinustoxin（LD50 = 0.00005mg/kg）
ボツリヌス菌：*Clostridium botulinum*
アセチルコリン：acetylcholine

4. 感染型食中毒

感染型食中毒といわれるものは、原因菌の濃厚感染を受けた飲食物（生菌数１万個以上）を摂食し、さらに腸管内でその細菌がおびただしく増殖する（生菌数 10 万個以上）ことにより発症する食中毒です。

原因菌としてはサルモネラ属菌のエンテリティディス菌やネズミチフス菌、病原性好塩菌（塩分がないと増殖不可能な病原性細菌）ともいわれる腸炎ビブリオ、それに私たちの仲間のワルの下痢原性大腸菌などがそうです。

（1）サルモネラ属菌

サルモネラ属菌は人獣共通病原菌の１つで、ニワトリ、ブタ、ウシなどの家畜、ペットなどの腸管内に広く分布し、周毛性鞭毛をもち、活発に運動します。そして、サルモネラ属菌は、食細胞（好中球やマクロファージなど）に貪食されても、その細胞内で増殖できる性質（細胞内寄生性）をもっています。

また、サルモネラ属には 2000 種類以上の細菌が存在しますが、それらは非チフス性サルモネラ菌とチフス性サルモネラ菌（腸チフス菌、パラチフス菌 A）とに大別され、非チフス性サルモネラ菌の多くは食中毒の原因菌です。非チフス性サルモネラ菌は腸炎菌とよばれ**エンテリティディス菌**や**ネズミチフス菌**などが含まれます。

サルモネラ食中毒

サルモネラ食中毒は、サルモネラ菌を保有する動物やその排泄物で汚染された食物（鶏卵やニワトリ、七面鳥、カモ、ブタ、ウシなどの肉や牛乳、水など）を介して経口感染しますが、アメリカミドリガメなどのペットからの感染もあります。

サルモネラ菌による食中毒は最近、感染力の強いエンテリティディス菌に汚染された鶏肉や鶏卵を介した食中毒が増加して問題を起こしています。鶏卵の汚染は殻表面だけでなく、白身や黄身にまで及びます。また、輸入感染症や汚染輸入食品による感染も増加しています。

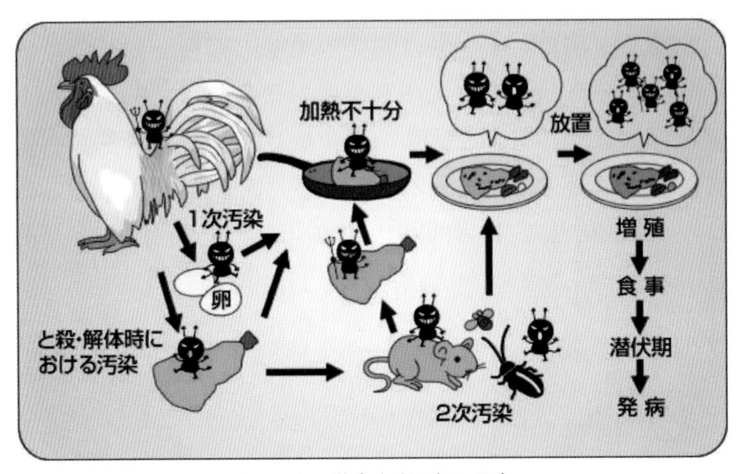

サルモネラ菌食中毒の起こり方

参考)「調理師教科全書 食品衛生学」全国調理師養成施設協会

日本における食中毒発生件数の10～30%はサルモネラ菌が原因とされ、とくに鶏卵に由来する菓子などによる大規模食中毒が目立っています。

サルモネラ菌食中毒の特徴

菌名	汚染源	感染経路	潜伏期	主症状	予防法
サルモネラ菌	家畜や家禽類、そ族や昆虫などの保菌動物、保菌者、り患獣肉と製品、とくに鶏肉および鶏卵など	り患動物の肉や卵およびその加工品。そ属並びに保菌者により汚染を受けた飲食物	6～71時間、普通は12～24時間	38～40℃に及ぶ発熱。下痢、吐き気、腹痛。1週間程度で回復	保冷。加熱。迅速な摂食。

■治療方法

軽症の場合は補液以外の特別な治療（抗菌薬投与など）を要しませんが、症状が重い場合はニューキノロン系抗菌薬などを用いることがあります。

(2) 腸炎ビブリオ

腸炎ビブリオは通性嫌気性グラム陰性桿菌で、単鞭毛をもち、活発に運動します。沿岸域から河口域を中心とした水域の海水中に生息し、発育に塩分を必要とするため、病原性好塩菌とも呼ばれます。

腸炎ビブリオは、10℃以下では増殖できず、また熱にも弱いため、食品の冷蔵保存や十分な加熱処理によって感染予防が可能です。

腸炎ビブリオは、小腸の粘膜上皮に定着し、増殖する時に、耐熱性溶血毒と呼ばれる毒素を産生します。

この毒素の作用によって腸管上皮細胞が破壊され、腸管内へ粘液、血液が漏出して粘血便性下痢を引き起こします。

腸炎ビブリオ食中毒

腸炎ビブリオに汚染された魚介類を生食したり、魚介類の調理で汚染された調理器具を介して野菜などが汚染され、その野菜などを生食すると感染し、感染型の食中毒を起こします。

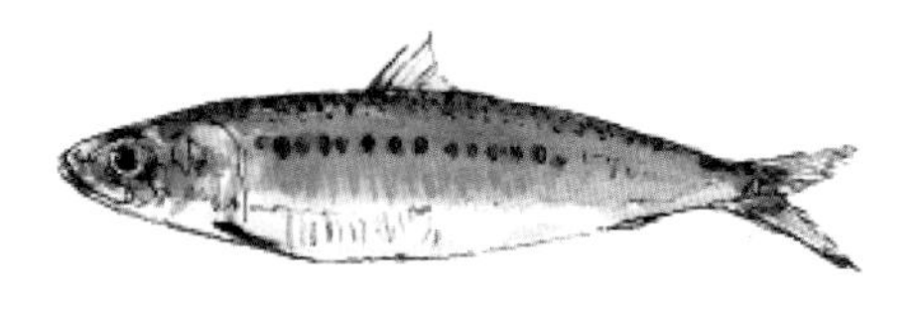

腸炎ビブリオ汚染食品の経口摂取後、8 ～ 15 時間の潜伏期を経て発症し、水様性下痢、激しい腹痛、嘔吐、発熱などの症状が現れますが、多くは数日で自然治癒します。例年、腸炎ビブリオは大腸菌やサルモネラ菌などと並んで多数の食中毒の感染者を出しています。

腸炎ビブリオ食中毒の特徴

菌名	汚染源	感染経路	潜伏期	主症状	予防法
腸炎ビブリオ	生食する近海魚介類および加工品、漬物	魚介類によって陸上に持ち込まれる。近海海水、海底泥土	8～15 時間、12 時間程度がもっとも多い	37～38℃の発熱が続く。 上腹部痛、下痢。 通常2～3日で回復	塩分のないところでは増殖しにくいので真水で魚介類を洗う。 酸に弱く、10℃以下の低温でも増殖しにくいことから保冷し、加熱、摂食する。

■治療方法

脱水症に対して輸液を行うとともに、ニューキノロン系やテトラサイクリン系抗菌剤を使用することもあります。

（3）下痢原性大腸菌

エシェリキア属の大腸菌は人間さまや動物の腸管内の常在菌です。

大腸菌の大きさは 0.4 ～ 0.7 × 1.0 ～ 4.0 μmの桿菌で、鞭毛を持ち、活発に運動し、他の腸内細菌のバランスをとるとともにビタミン類を産生して宿主に供給します。

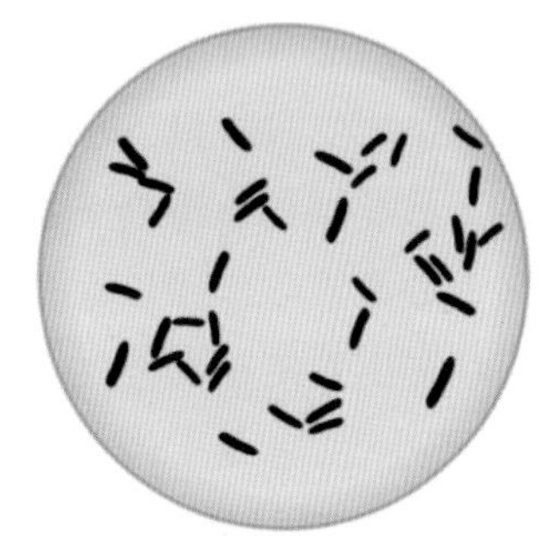

大腸菌イメージ図

この中で、新たな定着因子や毒素、細胞内侵入因子などの遺伝子を獲得して下痢を起こすようになった大腸菌は下痢原性大腸菌といわれます。「下痢原性大腸菌」と「腸管以外の部位に感染症（髄膜炎や尿路感染症など）を起こす大腸菌」を含めて、病原大腸菌と呼んでいます。

下痢原性大腸菌食中毒

人間さまでは病原大腸菌と非病原大腸菌は大便に常在している細菌の約 1%を占めています。下痢原性大腸菌による食中毒は 、腸管内でその細菌がおびただしく増殖することにより発症する感染型食中毒です。下痢原性大腸菌は次の 5 種類に分類されます。

①腸管病原性大腸菌

この菌は、乳幼児下痢症を起こすので重要視されていて、成人に対しては急性胃腸炎を起こします。汚染源は患者や保菌者の大便または家畜の排泄物などで、この菌の増殖した飲食物を摂食することによって発症します。潜伏期は 8 ～ 30 時間で、症状はサルモネラ食中毒に似ていますが、一般にサルモネラの症状よりは軽いそうです。

②腸管細胞侵入性大腸菌

この菌は分類上は大腸菌ですが、むしろ、経口伝染病の赤痢と同じ病状を呈します。すなわち、急性大腸炎を起こし、発熱、腹痛、しぶり腹（裏急後重）などの症状があり、大便には粘液だけでなく膿や血液が混じります。この菌は赤痢菌と同様に伝染性がありますからご注意ください。

③腸管毒素原性大腸菌

この菌は、人間さまの腸管内で増殖するとエンテロトキシンを産生します。この菌による食中毒では水様便の下痢を起こしますが、発熱はなく、症状は一般に軽いとのことです。汚染源や汚染経路は腸管病原性大腸菌の場合と同様です。熱帯や亜熱帯地方に旅行する人間さまが「旅行者下痢」にかかることがありますが、その多くはこの菌によるものとみられます。

④腸管出血性大腸菌

腸管出血性大腸菌食中毒はこの菌の産生する毒素ベロトキシンによるもので、下痢、腹痛、粘血便、発熱の他、出血性大腸炎や溶血性尿毒症症候群、急性脳症を併発します。とくに、免疫の低下した高齢者や抵抗力の弱い乳幼児が感染すると致命的となることがあります。

かの悪名高い腸管出血性大腸菌 *O*157 や *O*111、*O*26 などはこの下痢原性大腸菌に属し、腸の中で増殖、粘膜に作用して出血性の下痢や激しい腹痛を起こします。

腸管出血性大腸菌 *O*157 や *O*111、*O*26 などの最大の特徴は、通常、感染型食中毒は腸内に 10 万個以上の生菌数が存在しないと発病しないのに対し、これらの菌は 100 個前後の微量生菌数で発病するということです。微量感染という点では赤痢や腸チフス、パラチフス、コレラなどの経口伝染病によく似ています。

また、腸管出血性大腸菌 *O*157 や *O*111、*O*26 などの潜伏期間は摂食した菌量にもよりますが、一般に 4 ～ 8 日とされています。致命率[(死者数／患者数) × 100] は 2 ～ 3%にも達します。

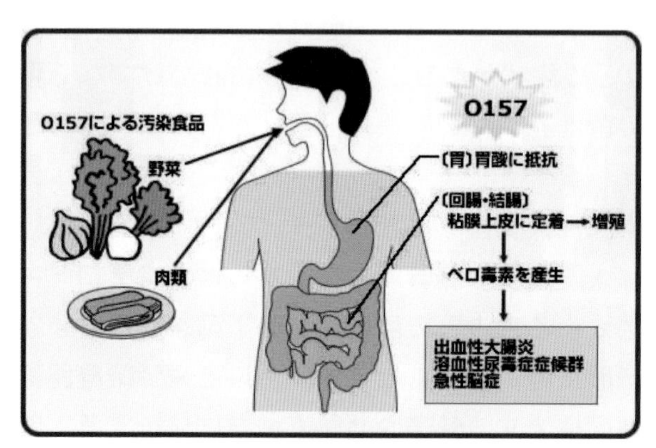

腸管出血性大腸菌の感染経路

腸管出血性大腸菌 *O*157 や *O*111、*O*26 などの汚染源は井戸水や生肉の可能性が高いといわれています。下痢原性大腸菌の中でも最も悪質な大腸菌なのです。放っておくと、この菌の産生するベロトキシンのために溶血性尿毒症症候群や腎不全を引き起こして死に至ることもあります。

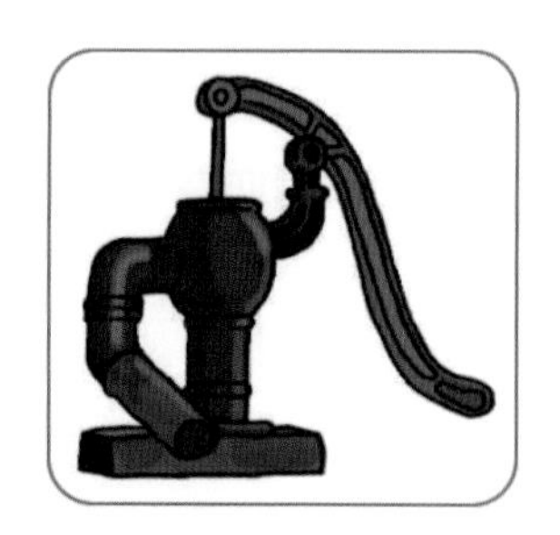

■予防方法

腸管出血性大腸菌 *O*157 や *O*111、*O*26 などに対する予防としては、調理前、調理中、調理後の器具の熱湯消毒と飲食物の 60 ～ 70℃の加熱、または煮沸があげられます。

⑤腸管凝集粘着性大腸菌

熱帯や亜熱帯の開発途上国において、２週間以上の長期にわたって続く乳幼児下痢症から多く検出されています。

5. その他の細菌性食中毒

細菌性食中毒を起こす細菌としてはセレウス菌やウェルシュ菌、カンピロバクターなども知られています。

A. セレウス菌食中毒

セレウス菌はグラム陽性桿菌の好気性芽胞形成菌です。食品中では、芽胞をつくって生存するため、熱に抵抗性があり、殺菌するには100℃で20～30分間の加熱が必要です。エンテロトキシンをはじめ、いくつかの異なる毒素をつくります。

セレウス菌食中毒の特徴

菌名	主な症状	潜伏期	汚染源	主な原因食品
セレウス菌	嘔吐型：吐き気、嘔吐	1～5時間	食品、大便(毒素型)	焼きそば、スパゲティ、焼飯
	下痢型：下痢、腹痛	8～16時間	食品、大便(感染型)	弁当、プリン

B. ウェルシュ菌食中毒

ウェルシュ菌はグラム陽性桿菌偏性嫌気性芽胞形成菌です。この菌も熱に強い芽胞をつくるため、高温でも死滅せず生き残ります。また、食品の中心部は酸素のない状態なので、発育に適した温度になると発芽して急速に増殖を始めます。

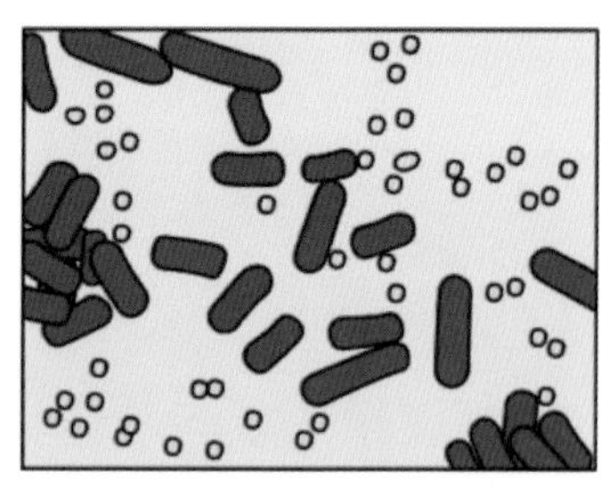
ウェルシュ菌のイメージ図

ウェルシュ菌による食中毒は、シチュー、カレーなどの煮込み料理を大量に加熱調理（芽胞の状態で耐える）し、冷却保存した後（嫌気的環境で発芽、増殖して毒素産生）、軽く再加熱（至適温度で再増殖）して食べた時に起こりやすいといわれています。

ウェルシュ菌食中毒は、ウェルシュ菌が産生するエンテロトキシンに汚染された食べ物の摂取によって起こります。摂取後６～18時間の潜伏期を経て水溶性下痢、腹痛で発症しますが、一過性のことが多く、１～２日で自然軽快します。

ウェルシュ菌食中毒の特徴

菌名	主な症状	潜伏期	汚染源	主な原因食品
ウェルシュ菌	腹痛、下痢 下腹部がはる	6～18 時間	加熱後に長時間保温された食品	スープ、カレー、シチュー

■治療方法

輸液などの対症療法です。

C. カンピロバクター食中毒

カンピロバクター・ジェジュニはグラム陰性微好気性、１～数回ねじれているらせん状桿菌で、鞭毛を１本持ち、運動性を有します。この菌の発育には３～15%の酸素が必要です。家畜の腸管に高率に生息しているため、感染源は、調理の不十分な鶏肉、豚肉や動物糞便、汚染された牛乳、飲料水などです。

カンピロバクター・ジェジュニは、人間さまにカンピロバクター腸炎を起こす感染型食中毒菌の１つです。少数の菌で感染が成立し、腸管上皮細胞内に侵入後、増殖して細胞を破壊します。増殖に時間がかかるため、サルモネラ菌などの食中毒と比べて長い潜伏期となることが特徴です。

カンピロバクター食中毒の特徴はカンピロバクターに汚染された食物を介して感染し、１～７日の潜伏期を経て下痢、腹痛、発熱、全身倦怠感などを呈し、ときに嘔吐を伴います。下痢は水様性であったり、泥状で膿、粘液、血液が混じることがあります。

カンピロバクター菌食中毒の特徴

菌名	主な症状	潜伏期	汚染源	主な原因食品
カンピロバクター	下痢、腹痛 発熱、嘔吐	2～3 日	鶏肉や鶏レバーの生食や加熱不十分な鶏肉、豚肉 鳥類などのふん	鶏肉、飲料水、サラダなど

■治療方法

対症療法で軽快する例が多く、もし、抗菌剤を使用する場合はエリスロマイシン系、ニューキノロン系などが有効です。

食細胞：好中球やマクロファージなど
食細胞内で増殖できる性質：細胞内寄生性
腸チフス菌：*Salmonella* serovar Typhi
パラチフス菌 A：*Salmonella* serovar Paratyphi A
エンテリティディス菌：*Salmonella* serovar Enteritidis
ネズミチフス菌：*Salmonella* serovar Typhimurium
腸炎ビブリオ：*Vibrio parahaemolyticus*
病原性好塩菌：塩分がないと増殖不可能な病原性細菌
耐熱性溶血毒：thermostable direct homolysin：TDH 定着因子 :attaching and effacing adherence
腸管病原性大腸菌：enteropathogenic *Escherichia coli*（EPEC）
腸管細胞侵入性大腸菌 :enteroinvasive *Escherichia coli*（EIEC）
腸管毒素原性大腸菌：enterotoxigenic *Escherichia coli*（ETEC）
腸管出血性大腸菌：enterohemorrhagic *Escherichia coli*（EHEC）
腸管凝集粘着性大腸菌 :enteroaggregative *Escherichia coli*（EAEC）
ベロトキシン：Verotoxin
溶血性尿毒症症候群：hemolytic uremic syndrome（HUS）
セレウス菌：*Bacillus cereus*
ウェルシュ菌：*Clostridium perfringens*
カンピロバクター：*Campylobacter jejuni*
赤痢菌：*Shigella dysenteriae*

6. アレルギー様食中毒、ウイルス性食中毒

（1）アレルギー様食中毒

この他、細菌が関わる食中毒として、ヒスタミンによって引き起こされるアレルギー様食中毒があります。

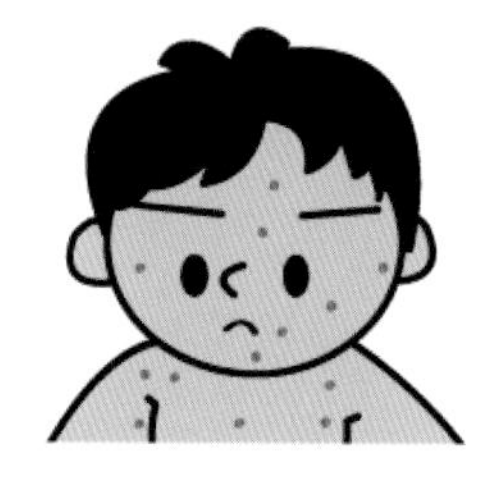

食品中に異常に蓄積したヒスタミンの作用によって起こる食中毒で、食後１時間ぐらいから、口の周りや耳たぶに紅潮・熱感、さらには眠気、頭痛、発熱、じん麻疹様発疹などのアレルギー症状が現れます。その時、腹痛や下痢などの胃腸炎症状はほとんどみられません。

アレルギー様食中毒は、赤身の魚（イワシ、マグロ、サンマ、サバなど）に比較的多く含まれているヒスチジンが**モルガン菌**などのヒスタミン生成菌によって脱炭酸されてできた起炎物質ヒスタミンの付着した魚肉を食べたときに発症します。ヒスタミンは熱に強く、分解されないため、魚肉中に蓄積すると加熱しても取り除くことができません。

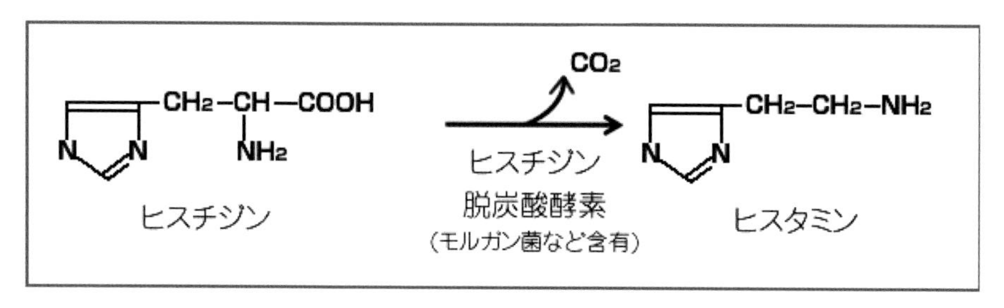

ヒスタミンは生体アミンの１つで、副交感神経興奮剤アセチルコリンに似た一面を持っており、いろいろな効果を特定の臓器、器官にもたらします。

ヒスタミンの主な作用

(a) 平滑筋収縮	……	平滑筋臓器（気管・胃・腸管・子宮など）の収縮、けいれん。 →気管支喘息の病因。
(b) 毛細血管拡張	……	ショック時の血圧降下、皮膚炎、鼻炎、片頭痛などの病因。
(c) 腺分泌促進	……	粘液、消化液分泌促進。

ヒスタミンが魚肉に蓄積されるのは、漁獲から加工、流通、調理、消費の間に魚肉が室温に長時間放置されるなど不適切な温度管理が原因と考えられています。

■予防方法

予防策としては、次のようなことがあげられます。

- 新鮮な魚を購入する
- 生魚を購入したら、すぐに冷蔵、冷凍し、室温に長時間放置しない
- 魚の冷凍、解凍は繰り返さない
- 食べた時に舌や唇がピリピリしたら、食べない

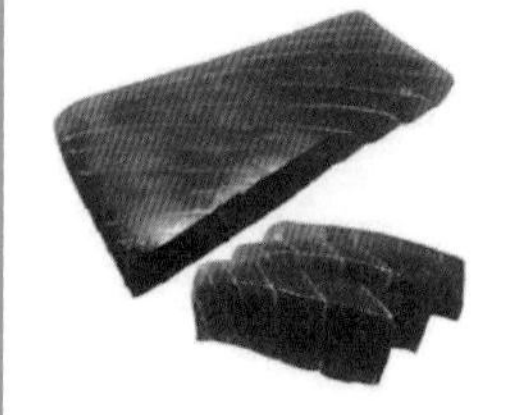

(2) ウイルス性食中毒

胃腸炎の原因となるウイルスには主にノロウイルス、ロタウイルス、腸管アデノウイルス、コロナウイルスなどがあります。なかでもノロウイルスは集団発生食中毒の原因ウイルスとしても知られています。

脂質でできた膜（エンベロープ）
スパイク状たんぱく質
カプシド
遺伝子 DNAまたはRNA
スパイク状たんぱく質

ウイルスの構造

ウイルスは、他の生物の細胞を利用して自己を複製させることができる微小な構造体で、生物細胞の核膜と染色

体のみの核に似ています。ウイルスは、たんぱく質の殻とその内部に入っている核酸（DNA または RNA）とからなり、構造は単純です。

(a) ノロウイルス食中毒

ノロウイルスは胃腸炎を引き起こす病原体です。

アルコールや酸に強く、強酸性下で２時間放置しても感染を保持します。また、感染力も強く、ウイルス粒子 10 ～ 100 個の摂取でも感染が成立するといわれています。人間さま以外には感染しません。

ノロウイルス食中毒は、ノロウイルスが小腸粘膜でのみ増殖するので、ヒトの糞便や嘔吐物が感染源となります。経口や接触、飛沫によって感染し、12 ～ 48 時間の潜伏期間ののち、突然の嘔吐、下痢、腹痛などを伴う急性胃腸炎を起こします。

普通、１～３日で回復しますが、その後、３～７日は糞便中にウイルスを排出します。

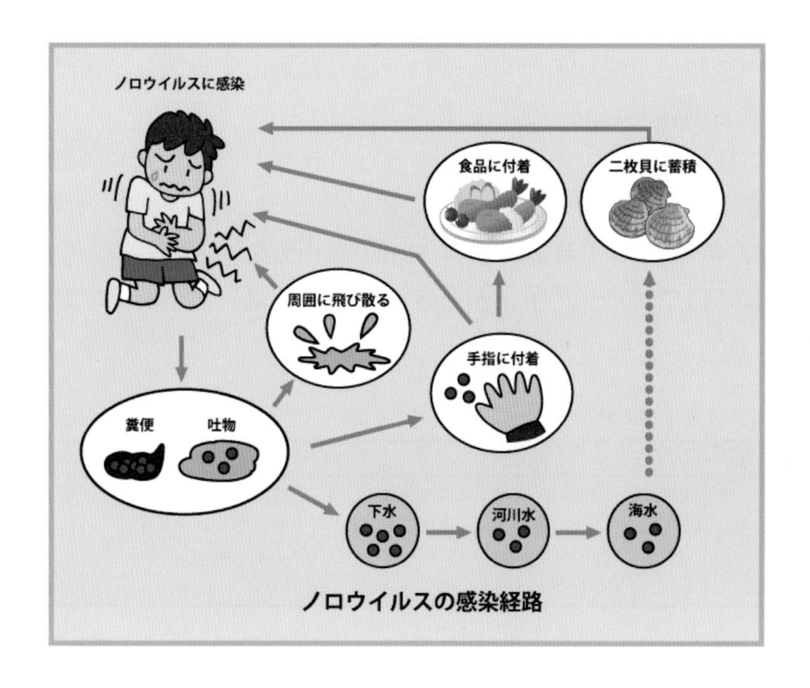

ノロウイルスの感染経路

感染経路は基本的に、感染者の便中に排出されたノロウイルスの直接的あるいは間接的な経口感染です。とくに、感染者の糞便や嘔吐物から手指を介して感染します。また、感染者の糞便や嘔吐物には排出されたノロウイルスが大量に含まれているため、飛散した飛沫の中のわずかな量のウイルスが体に入っただけでも容易に感染します。

飲食物からの感染は、ウイルスを含む食材や飲料水を生のまま、あるいは十分に加熱せずに食べた場合や、ウイルスに汚染された調理台や調理器具などを使ったり、感染者が十分に手を洗わずに調理することによって、二次的に汚染された食品を食べた場合に起こります。

人間さまから人間さまへの二次感染（感染性胃腸炎）は極めて強力で、とくに、感染者の便や嘔吐物およびそれらに汚染された器物や衣類に触れた手指を介して、ノロウイルスが他者に伝播し、最終的に経口感染する場合（接触感染）、感染者の便や嘔吐物が周囲に飛散し、身近なところでその飛沫を吸入し、最終的に経口感染する場合（飛沫感染）、感染者の便や嘔吐物が乾燥し、ウイルスの付着した小粒子（塵埃）が飛沫となって空気中に舞い上がって漂い、それを離れた場所で吸入し、最終的に経口感染する場合（空気感染）に起こります。

一般に症状は軽く、不顕性感染もみられますが、乳幼児や高齢者では重症化することがあります（とくに、脱水症状。さらに、高齢者では嘔吐物による窒息と嚥下性肺炎を起こしやすい）。症状が改善した後も、少なくとも1週間はノロウイルスの排出が続き、ウイルスは人体外環境で長く生存します。

ノロウイルス食中毒の特徴

原因物質	原因食品	中毒症状	予防法
ノロウイルス	主に二枚貝が原因。食品中では増殖せず、ヒト腸内で増殖し、糞便として排出され、水を汚染して再び貝類を経由してヒト腸内に入る。	吐き気、嘔吐、下痢。腹痛、頭痛、発熱などもみられる。	貝類は十分に加熱調理する。

細菌性食中毒が夏季に多いのに対して、ノロウイルス食中毒は冬季に多く発生し、とくに12月から翌年の１月にピークを示します。原因食品としては生カキなどの二枚貝が最も多く、汚染された他の飲食物によっても起こります。

ノロウイルス感染者の糞便中に排泄されたノロウイルスは、下水処理施設をすり抜けて水域を汚染し、そこに生息する二枚貝に取り込まれ、その中腸腺に蓄積されます（ノロウイルスは貝の体内では増殖しません）。

ノロウイルスに汚染された食品を食した感染者のノロウイルスは、小腸で増殖して急性の胃腸炎を起こします。二次感染は、便・嘔吐物（とくに、突発性の嘔吐による吐物は予想以上に飛散します）を素早く、適切に処理することによって予防できます。これらのことから感染者は入浴を避け、シャワーにするよう心がけてください。

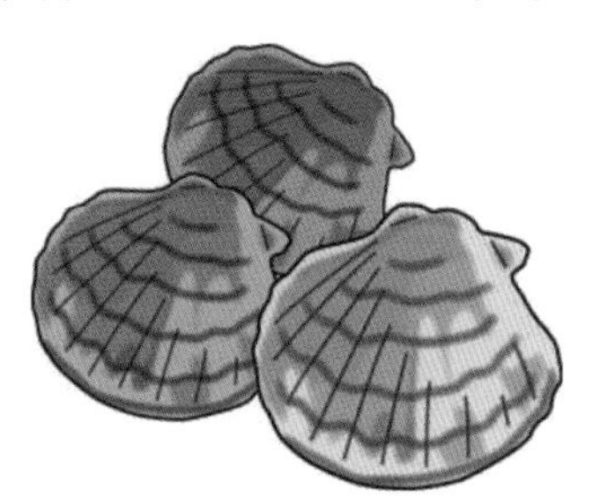

■治療方法

嘔吐、下痢に至っては１日数回から10回以上の時もあるため、脱水症対策として十分な水分の補給が大切です。そして、早めに医療機関を受診してください。特効薬はないといわれています。抗生物質といえども、ウイルスに対しては効果がありません。下痢の期間を遷延させるので、ウイルス感染症には抗生物質を通常は使用しないとのことです。

ただ、漢方薬の五苓散（経口や注腸）がノロウイルス感染症に効果が期待できるという話はあります。

■予防方法

①手洗い

最も重要な予防法は手洗いです。帰宅時、食事前とトイレの後には流水・せっけんによる手洗いをしましょう。手首から指先まで洗い、

30 秒以上洗い流してください。

②加熱

貝類などの内臓を含んだ生食はなるべく避け、食品は 85 ～ 90℃で 90 秒以上加熱調理をしたものを食べましょう。

③消毒

ノロウイルスは酸や乾燥に強く、エタノールや逆性せっけんにも抵抗性があるので、嘔吐物を洗い流した場所の消毒は次亜塩素酸系消毒剤（濃度は 200ppm 以上、家庭用漂白剤は約 200 倍程度に薄める）を使用します。次亜塩素酸系消毒剤を使用して手指などの消毒をするのは絶対にやめてください。

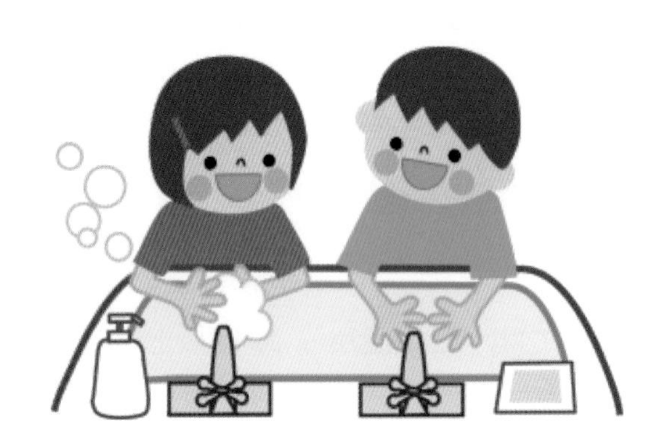

(b) ロタウイルス食中毒

ロタウイルスは経口感染によってヒトに感染し、下痢症を起こす食中毒の原因ウイルスです。便中に排泄されたロタウイルスが経口的に侵入し、小腸に到達するとじゅう毛突起先端の上皮細胞に感染し、増殖します。増殖力、感染力とも強く、ウイルス粒子が糞便１gあたり1000億個に達することもあります。一方、10個以下でも感染が成立することがあります。

感染によってじゅう毛上皮が破壊されるため、小腸での吸収が障害され下痢を起こします。しかし、体液性免疫（抗体）と細胞性免疫（キラーT細胞やNK細胞など）との連携プレーによってウイルスおよび感染細胞が除去され治癒します。破壊された小腸上皮細胞は約１週間で修復されます。

■治療方法

ロタウイルスに対する抗ウイルス薬はありません。脱水症を起こさない治療（経口補液、静脈輸液など）が中心になります。

細菌性やウイルス性食中毒の治療としては、熱発や下痢による脱水症を予防するため、安静にして十分な水分の補給を行います。しかし、サルモネラ菌や下痢原性大腸菌などが原因の重症患者さんには、私たちをも死に追いやる抗生物質の投与もやむをえないでしょう。

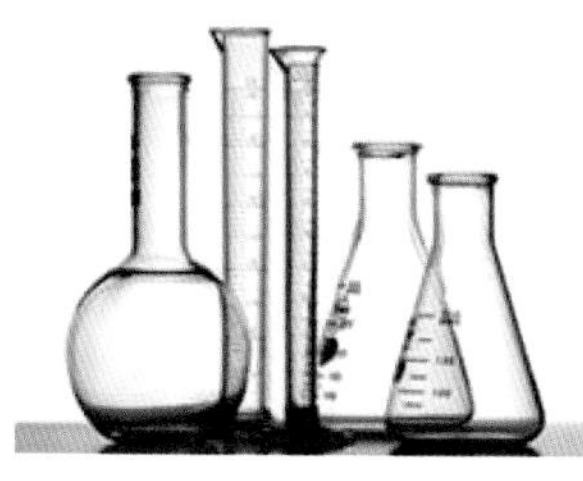

ところで、細菌性やウイルス性食中毒の発生場所はなんといっても家庭内が一番多いのです。水あたり、食あたりなどは大なり小なり食中毒と考えてもよいでしょう。学校給食が怖いといっても、お弁当はもっと怖いのです。

■細菌性やウイルス性食中毒の予防法

ここで、細菌性やウイルス性食中毒の予防法をお教えします。

①免疫を高める

夏バテなどによる体力の低下を防ぎ、免疫を高めることです。

②清潔なものを使う

飲食物を取り扱う器具類や服装は清潔なものにしてください。

③温度に注意する

飲食物を低温冷蔵や加熱することによって細菌の増殖を抑えたり、殺菌できるよう温度を考えてください（冷蔵庫を過信しないように）。

④迅速に食す

ほとんどすべての食中毒菌やウイルスは人間さまの生活する環境で増殖します。調理後は迅速に食べてしまうことです。

ここで、滅菌と殺菌の違いについて、説明しておきます。

滅菌とは、目的とするもののうちに含まれるあらゆる微生物を殺して完全な無菌状態にすること。

殺菌（＝消毒）とは、対象物中の病原菌を殺して感染の危険を取り除く（非病原微生物は生き残っている状態）ことをいいます。

ヒスチジン：Histidine
モルガン菌：*Morganella morganii*
ヒスタミン：Histamine
アセチルコリン：Acetylcholine
ウイルス：Virus
ノロウイルス：Norovirus
ロタウイルス：Rotavirus

7. 自然毒食中毒、化学性食中毒

ここで、**自然毒食中毒**と有毒な化学物質による**化学性食中毒**についても触れておきましょう。自然毒食中毒には、フグを代表とする動物性自然毒食中毒と毒キノコを代表とする植物性自然毒食中毒があります。

動物性自然毒による食中毒は魚介類に限られ、陸上の動物による食中毒はほとんどありません。

(a) 動物性自然毒食中毒

(1) フグ中毒

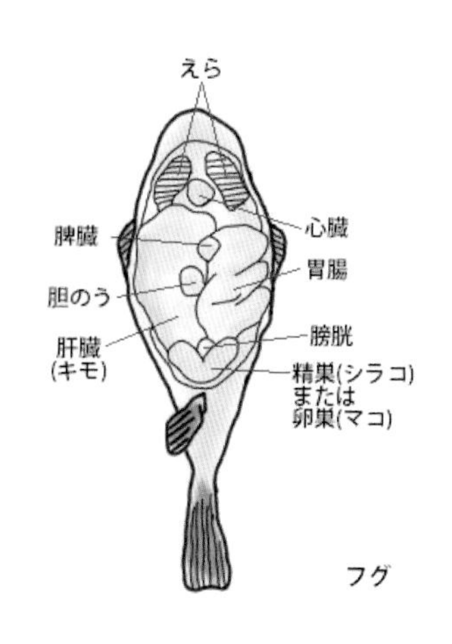

フグの毒は卵巣（マコ）と肝臓（キモ）にとくに多く、なかには精巣（シラコ）や皮、肉にも毒のある種類があります。フグ毒はテトロドトキシンといわれ、熱にも強く、100℃で30分煮沸しても20％程度しか破壊されません。また、日光にも安定で日干ししても毒性は残ります。

潜伏期は30分～5時間です。テトロドトキシンは神経毒のため、症状としては舌や唇がしびれ、手足が麻痺し、さらには感覚の麻痺から、最終的には呼吸麻痺で死に至ります。短時間で中毒症状の起こったものほど重症ですが、8時間生命が持てば回復の見込みがあるといわれています。

フグ毒は**神経毒**です。神経細胞膜にはNaイオンだけを通過させるNaチャンネルがあります。このNaチャンネルは通常は閉じていますが、刺激されると開く性質を持っています。そして、このNaチャンネルが開くと細胞外にある大量のNaイオンが神経細胞内に流れ込み、その場所だけプラス、マイナスの電位が逆転し、パルス波が発生します。

このパルス波が神経細胞の軸索の表面に沿って次々と発生していくのが活動電位です。フグ毒はナトリウムチャンネルにフタをするように働き、Na イオンが細胞内に入らないようにします。これにより、活動電位はそこで断ち切られ、神経端末には情報を伝えることができません。そのため、体の麻痺が起こり、呼吸麻痺から死に至ることもあります。

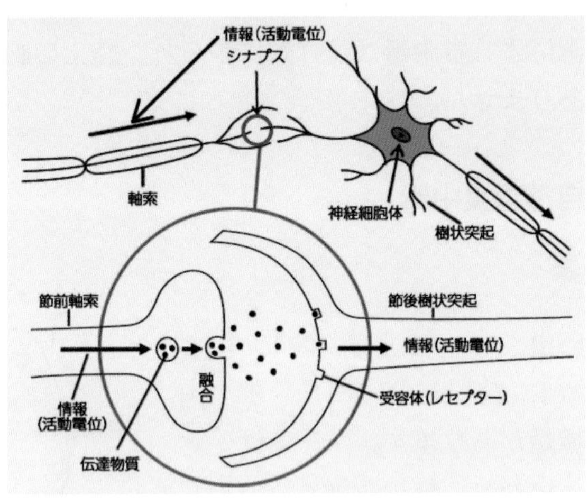

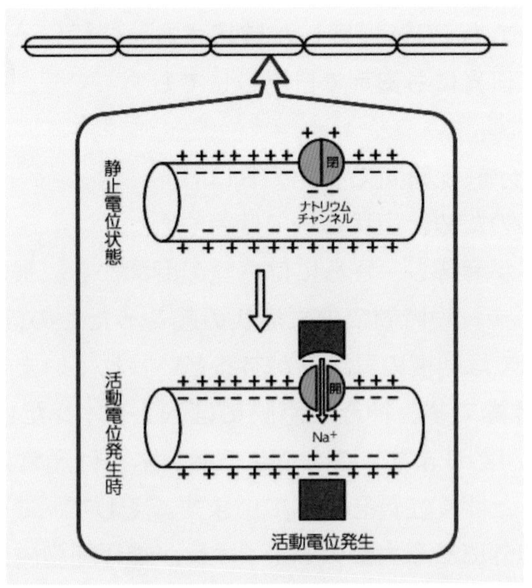

活動電位

フグの毒化機構…フグ毒は外部起源です。フグは自分でテトロドトキシンをつくるのではなく、海水中の微生物のつくったテトロドトキシンを、餌などを通じてフグが自身の体内に蓄積したものです。

(2) オニカマス中毒

南方毒魚（シガテラ毒魚）の一種。シガテラ毒の中でもシガトキシンは脂溶性の神経毒です。一般には食後24時間以内に症状が現れます。唇や顔、手足のしびれ、ドライアイスセンセーションといわれる特徴的な症状。重症になると言語障害が起きたり、歩行困難になったりします。下痢や嘔吐、倦怠感を伴います。

(3) イシナギ中毒

症状は食後30分～1時間、長くて12時間前後までに頭痛、嘔吐、発熱があり、比較的早く回復します。発病後、1～6日で顔から皮膚がむけ始め、20～30日の間には全身の皮膚に及びます。原因としては、イシナギの肝臓には多量のビタミンAが含まれているので、それが関係するといわれています。

(4) バイ中毒

潜伏期は1～24時間で、症状はめまい、口の渇き、腹痛、視力減退、唇のしびれ、手足のけいれん、言語障害など。重症になると、顔面蒼白を呈し呼吸困難に陥ります。バイ中毒はテトロドトキシンによるものです。

(5) アサリ中毒

潜伏期 24 ～ 48 時間ですが長いものでは 1 週間にも及びます。症状は悪寒、嘔吐があり、ついで皮下出血斑が体のあちこちに出て黄疸も現れます。アサリ毒ベネルピンによるアサリ中毒は一定の時期と限られた地域で発生することから、餌などの環境要因が考えられています。

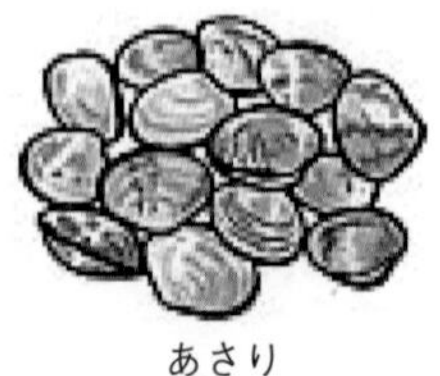
あさり

(6) その他

ヒメエゾボラ（ツブ）…テトラミン
ボウシュウボラ…テトロドトキシン
ムラサキイガイ…ディノフィシストキシンなど

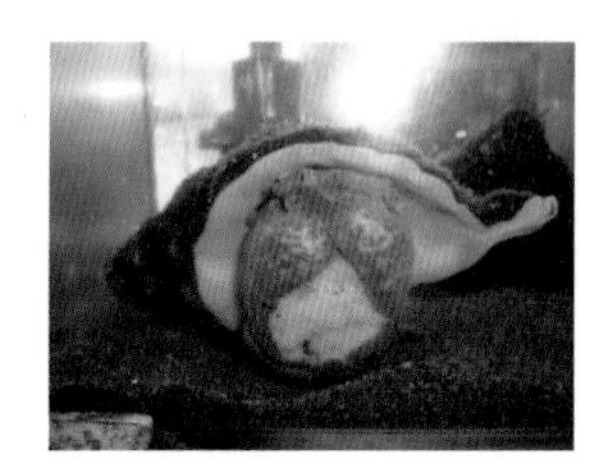
ボウシュウボラ

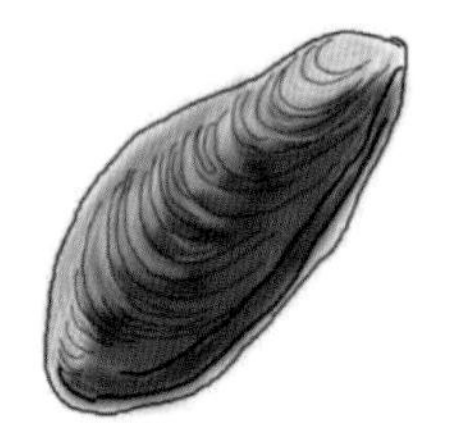
ムラサキイガイ

テトロドトキシン：tetrodotoxin（TTX）
活動電位：impulse
シガトキシン：ciguatoxin（CTX）
ベネルピン：venerupin
テトラミン：tetramine
ディノフィシストキシン：dinophysistoxin（DTX）

(b) 植物性自然毒食中毒

自然界には有毒な植物が数多くありますが、普通、食用とはしていません。しかし、食用にできるものと間違えて食べて中毒を起こすことがあります。

(1) 有毒キノコ

有毒なキノコとして知られているものは約 30〜50 種類あり、キノコの発育と季節との関係から、キノコ食中毒は 9〜10 月に大部分が発生しています。キノコは、経験ある人間さまによってはっきりと安全であると確認できたもののみを食用とし、わからないものは避けることが賢明でしょう。キノコで食中毒を起こすのは、有毒キノコかどうかの鑑別がなかなか難しいからです。昔から伝えられている鑑別法がありますが、これも例外が多く信用できないのが現状です。

■有毒キノコと毒成分

①ムスカリン群

テングタケ、ベニテングタケの毒成分として知られています。

②アマニタトキシン群

タマゴテングタケ、ドクツルタケなどの毒成分です。

③ジロミトラトキシン群

シャグマアミガサタケの毒成分で、嘔吐、下痢などを起こします。

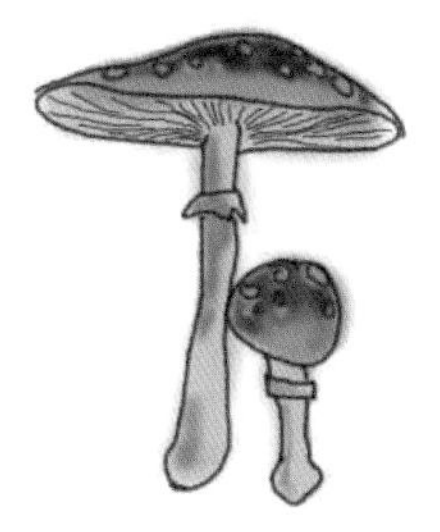
タマゴテングタケ

■有毒キノコと中毒症状

①胃腸型中毒症状

食後１～２時間で発病、主に嘔吐、腹痛、下痢などの胃腸障害を起こすもので死に至ることはまれです。ツキヨタケなどの中毒がこれに入ります。

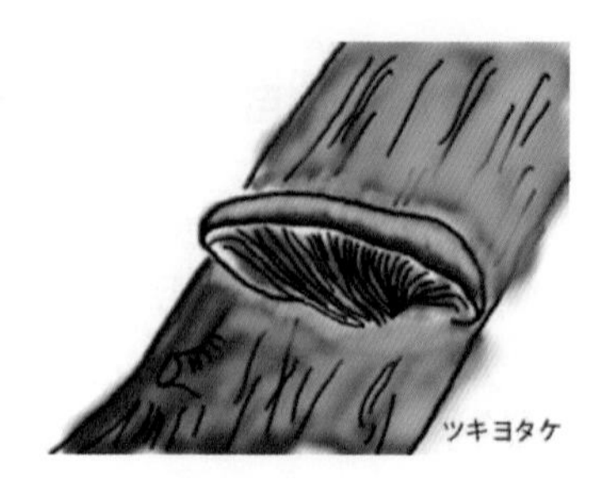

②コレラ様中毒症状

食後6～12時間で、嘔吐やコレラ様の下痢を伴う激烈な胃腸カタルを起こし、その後虚脱またはけいれん、さらには昏睡状態から死に至ることがあります。タマゴテングタケなどの中毒です。

③脳症型中毒症状

主に神経系統が冒されて狂騒状態になったり、よだれをたらしたり、発汗したりします。ベニテングタケ、テングタケ、アセタケなどによる中毒がこの型に入ります。

■予防方法

・有毒キノコかどうか迷ったら、絶対に食べないように。
・食べられる種類とわかっているキノコ以外は、採らないように。
・キノコの毒は調理してもなくならないので、口にしないように。
・採取したキノコは人間さまの間であげたり、もらったりしないように。

（2）麦角中毒

ライムギなどに麦角菌が寄生し、硬く黒い角状の菌核（保続性菌体）をつくることがあります。これを麦角といいますが、麦角には分娩促進薬のエルゴタミンやエルゴメトリンなどのアルカロイド成分が含まれています。さらに、麦角はLSD（幻覚剤）の原料にもなります。穀類中に0.25～0.5%の麦角が含まれると有毒となり、7%以上で死に至ります。麦角中毒症状にはけいれん型と壊疽型があり、けいれん型では悪心、嘔吐、筋肉痛、視力障害などが現れ、壊疽型では皮膚の栄養障害、続いて手足などに壊疽を起こします。

（3）青酸配糖体中毒

ビルマ豆にはリナマリンという青酸配糖体が含まれています。これはシアンと糖が結合（糖 -CN）した物質です。青酸配糖体を摂取すると胃内で加水分解され、シアン化水素（青酸 HCN）を発生して中毒を起こします。青酸化合物の致死量は青酸として 0.05ｇという猛毒です。青梅やギンナンの中にもアミグダリンという青酸配糖体が含まれています。

（4）ジャガイモ中毒

ジャガイモの発芽した部分と緑色の部分にはソラニンが多く含まれています。新芽などで 0.1％以上に達すると有毒となります。ソラニンは摂取後数時間で発病し、腹痛やめまい、眠気などを起こします。

（5）ドクムギ

ドクムギは小麦によく似ていています。ドクムギに寄生した糸状菌の出すテムリンの中毒症状は、頭痛、めまいの他、嘔吐、便秘または下痢などです。重症になると、不整脈や手足のけいれんを起こして死亡することもあります。

（6）トリカブト

トリカブトにはアコニチンという猛毒のアルカロイドが含まれています。アコニチンを摂取後、症状はかなり早く現れます。経過も速く、唇や舌がヒリヒリして、のどや胃も熱くなり、よだれが出てきて吐き気が起こります。さらには手足が麻痺し、物が飲み込めなくなります。脈もだんだん

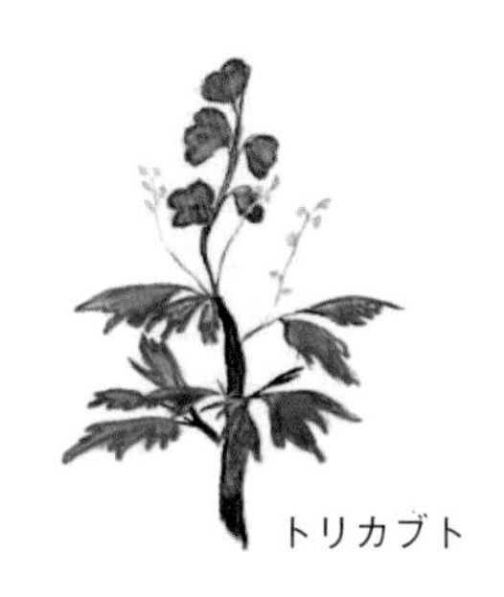
トリカブト

と遅く不規則（不整脈）になり、顔面蒼白。3～4時間で意識不明となり、呼吸困難で死に至ります。

トリカブトの毒もフグ毒と同じ神経毒ですが、この毒はNaチャンネルを開きっぱなしにするので、大量のNaイオンが細胞内に流入し、活動電位を遮断します。これにより情報伝達も不可能となります。

(7) ドクゼリ

普通のセリは高さが約30cmですが、ドクゼリは90cm以上にもなります。間違えて食用にしたり、皮膚から吸収されたりすると、チクトキシンというけいれん性の毒をとくに地下茎に多く含んでいるため、食べて数分か、遅くとも2時間以内に発症し、経過は早く、死亡することがあります。

(8) ハシリドコロ

ハシリドコロの根（ロート根）をヤマノイモと間違えて食べることがあります。アトロピンやスコポラミン、ヒヨスシアミンなどのアルカロイドを含み、神経伝達物質のアセチルコリンの作用を阻害する神経毒のため、食べると興奮し、精神発揚、幻覚、錯乱、狂躁状態となり、心悸亢進から呼吸停止を起こします。食べると興奮して走り回ることからこの名がついています。

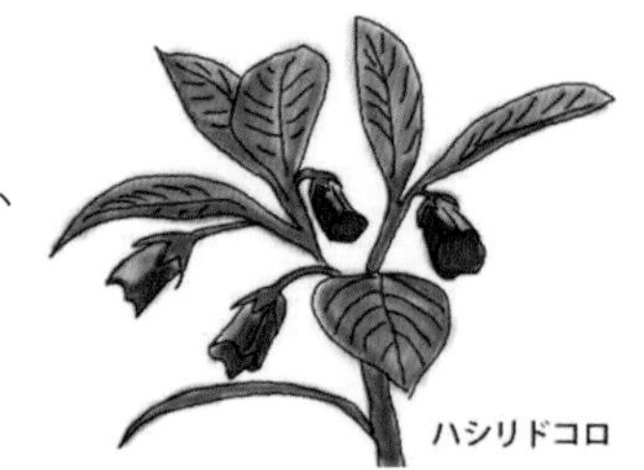
ハシリドコロ

(9) シキミ

シキミは料理に香辛料として用いられるダイウイキョウに似た実をつけます。シキミンなどの有毒成分を含むので、子供が間違えてシキミの実を食べると嘔吐やけいれんを起こします。

（10）ドクウツギ

ドクウツギは高さ 1.5 m程度の落葉樹です。果実の甘い汁にコリアミルチンなどの有毒成分を含むので、食べると嘔吐、けいれんを起こし、死に至ることもあります。

（11）ヒガンバナ

ヒガンバナはマンジュシャゲとも呼ばれ、秋には深紅色の花が咲きます。地下茎にはでんぷんが約 8%含まれているので、でんぷんの材料として用いられます。しかし、リコリンというアルカロイドも含むので精製が悪いと中毒を起こします。強い嘔吐作用があります。

（12）チョウセンアサガオ

チョウセンアサガオはキチガイナスビとかマンダラゲとも呼ばれます。種子がゴマと間違えられて食用とされたり、食物に混入したりすると中毒を起こします。アトロピンやスコポラミン、ヒヨスシアミンなどのアルカロイドを含むのでハシリドコロに似た症状を示します。

（13）カビ毒

- アフラトキシン…アスペルギルスフラバスなどのカビによって産生され、ごく微量で肝臓がんを引き起こす
- ペニシリウム属のカビ…黄変米に繁殖

■**毒と薬！**

麦角→リゼルグ酸→エルゴタミン、エルゴメトリン

・分娩促進（子宮収縮、陣痛微弱）

麦角→リゼルグ酸→LSD（幻覚剤）

・幻覚剤（視覚、聴覚、時間、空間の感覚や感情などの大脳の作用を狂わす）

トリカブトの塊茎を乾燥して漢方に使用

・子根を附子（ブシ）、母根を烏頭（ウズ）

・食べると嘔吐・呼吸困難、臓器不全などから死に至ることも

・経皮吸収・経粘膜吸収され、経口なら摂取後数十秒で死亡（即効性）

・トリカブトによる死因は心室細動ないし心停止

・強心作用、利尿作用、鎮痛作用（加工ブシ末・修治ブシ末・炮附子末）

・八味地黄丸、麻黄附子細辛湯、真武湯、桂枝加朮附湯などに

ハシリドコロとチョウセンアサガオ

・アトロピン、スコポラミン、ヒヨスシアミン

（少量では副交感神経抑制薬：抗コリン作動薬、大量では精神錯乱）

・効果：瞳孔を開く（散瞳薬）、胃腸の痛みをとる（鎮けい薬）など

・副作用：口渇、便秘、排尿障害、眼圧上昇など

ムスカリン：muscarine
アマニタトキシン：amanitatoxin
麦角菌：*Claviceps purpurea*
エルゴタミン：ergotamine
エルゴメトリン：ergometrine
リナマリン：linamarin
アミグダリン：amygdalin
ソラニン：solanine
ドクムギ：*Lolium temulentum*
テムリン：temuline
トリカブト：*Aconitum japonicum*
アコニチン：aconitine
ドクゼリ：*Cicuta virosa*

チクトキシン：cicutoxin
ハシリドコロ：*Scopolia japonica*
アトロピン：atropine
スコポラミン：scopolamine
ヒヨスシアミン：hyoscyamine
シキミ：*Illicium anisatum*
ダイウイキョウ：*Illicium verum*
シキミン：shikimin
ドクウツギ：*Coriaria japonica*
コリアミルチン：coriamyrtin
ヒガンバナ：*Licoris radiata*
リコリン：lycorine
チョウセンアサガオ：*Datura alba*
カビ毒：mycotoxin
アフラトキシン：aflatoxin（AFT）
アスペルギルスフラバス：*Aspergillus fravus*
ペニシリウム属：Penicillium 属

8. 化学性食中毒

化学性食中毒を起こす有毒な化学物質としては、ヒ素や水銀、カドミウム、PCB などがあります。

(1) ヒ素

ヒ素ミルク事件 …西日本一帯で、ミルクを飲用した乳児に発熱、嘔吐、下痢、皮膚の色素沈着などの症状を伴った多数の中毒者と死者。

毒物カレー事件…和歌山県で、カレーを食べた人たちに腹痛や吐き気、嘔吐、下痢、頭痛、顔面の紅斑や浮腫などの症状を訴えた中毒者と死者。

(2) 有機水銀

水俣病…熊本県水俣湾一帯で、歩行困難や言語障害、手のふるえなどに始まって、末期になると精神が錯乱し、ものもいえず、食事もとれなくなり、ついには死に至る病気が発生。

新潟水俣病…新潟県阿賀野川下流域に発生。

(3) カドミウム

イタイイタイ病…富山県を流れる神通川の上流で、腎臓に障害が起こり、骨からカルシウムが失われ、骨が折れたり変形したりするため、全身が痛み、苦しんだ末に衰弱して死に至る病気が発生。

(4) PCB

ライスオイル事件…九州北部を中心に、顔や首、背中、腹など体のやわらかい部分に吹き出物が出たり、色素が沈着したり、全身がけだるくなって、めまいや吐き気、肩、腰、手足が痛み、腹痛も生じる病気が発生。

（5）その他

* ホウ酸などの有毒防腐剤
* オーラミンなどの有害着色料
* ロンガリットなどの有害漂白料
* エチレングリコールなどの有害甘味料
* パラチオンなどの農薬
* 鉛
* クロム
* 銅
* 亜鉛
* スズ
* メチルアルコールなど

以上、長々とお話し申し上げましたが、今後とも私たち非病原性の大腸菌とは以前と変わらず、いやいや、以前以上の共存共栄のおつきあいのほどよろしくお願い申し上げます。

敬具

第2章 なにをいまさら、されどアレルギー

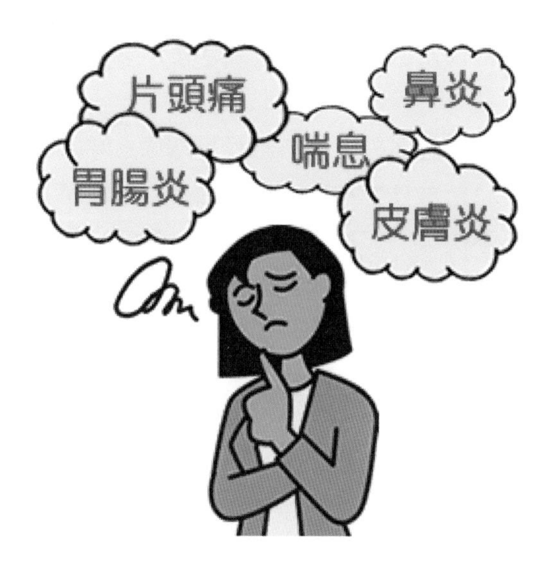

さまざまな症状を引き起こすアレルギー。
そのメカニズムについてチョコットご覧ください。

1. アレルギーについて

拝啓、人間さま。

卵を食べるとじん麻疹が出る（急性じん麻疹）。牛乳を飲むと下痢をする（食事性アレルギー性胃腸炎）。花粉が空気中に漂うとクシャミや鼻水が止まらなかったり（アレルギー性鼻炎）、眼のかゆみや結膜充血、なみだ目（アレルギー性結膜炎）になる。明け方には、喘鳴を伴った呼気性の呼吸困難（気管支喘息）となり、発作的に激しい頭痛が起きる（片頭痛）。頑固な皮膚炎（アトピー性皮膚炎）が幼児期から続いているなど、さまざまなアレルギー症状に悩まされている人間さまが多いですネ。

はじめまして。

私たちは人間さまの身体の中にある**リンパ球**と呼ばれる白血球の一種です。これから、私たちリンパ球は私たちリンパ球が深く関わっているアレルギーによる不快な「アレルギー症状」を、人間さまが軽減する上で少しでもお役に立てばと思いペンをとった次第です。

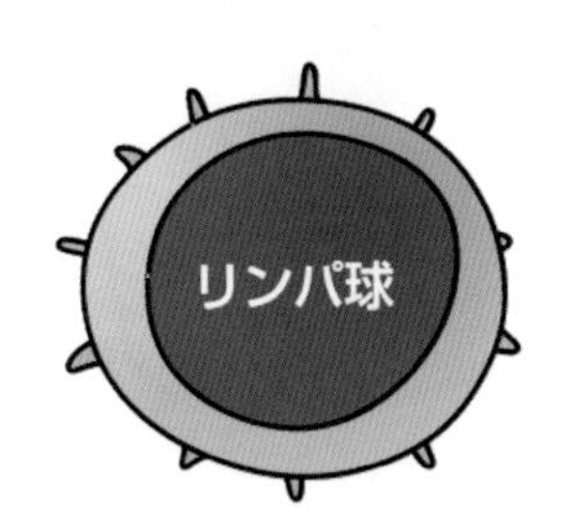

2. アレルギーとアナフィラキシー

アレルギーとは、ある特定の物質に対する普通とは異なった過敏な反応といわれています。ある物質（異種たんぱくやハプテンなど）が体内に侵入すると、生体はその物質を敵（抗原）と考え、その敵に対して戦う兵隊（抗体）をつくり出します。再度敵が侵入すると、敵と兵隊との間で戦争が勃発（抗原抗体反応）し、その結果多数の死者（破壊されたマスト細胞）が続出します。その死者からの腐敗臭に含まれる物質（ヒスタミン、セロトニン、ブラジキニン、SRS、ロイコトリエンなど）が生体組織を傷つける結果、いろいろな症状が出てくるのです。

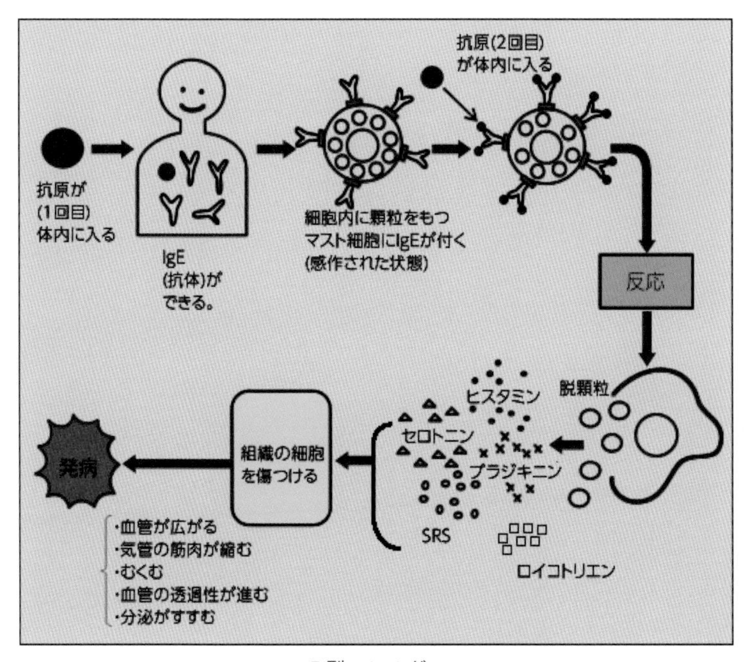

Ⅰ型アレルギー

・マスト細胞…アレルギー反応発現に関与する物質
・■…IgE 受容体
・ヒスタミン、セロトニン、ブラジキニン、SRS、ロイコトリエン
　…アレルギー症状の発現に関与する物質

参考）大正製薬株式会社学術部「アレルギーの基礎」

敵に対して過剰な抗原抗体反応が病的な経過を示すものをアレルギーといい、さらにショック症状などのより過敏な反応が起こった状態をアナフィラキシーといいます。 これに対して、外部から侵入してくる異物への生体防御機能が生体にとって有利に働く抗原抗体反応は、免疫と呼ばれています。

ハプテン：Hapten（多糖類や類脂肪などが体内のたんぱく質と結びついたもの）
アレルギー：Allergy
アナフィラキシー：Anaphylaxis
免疫：Immunity

3. 白血球と血清

アレルギーについてお話しする前に、私たちリンパ球のいる血液のミクロの世界をのぞいてみましょう。

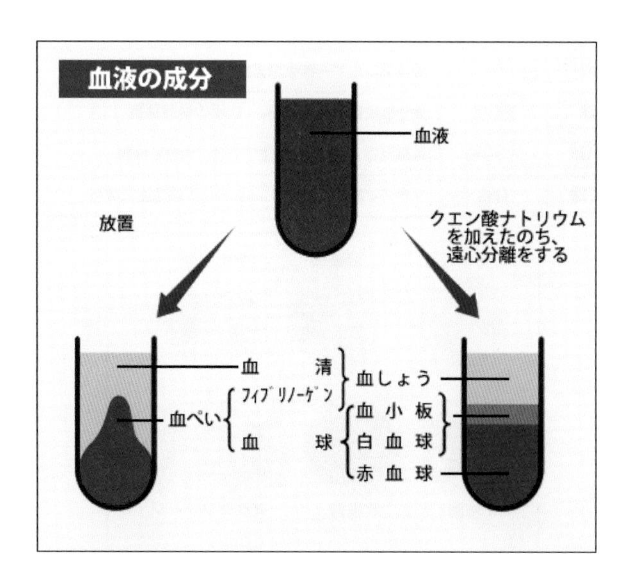

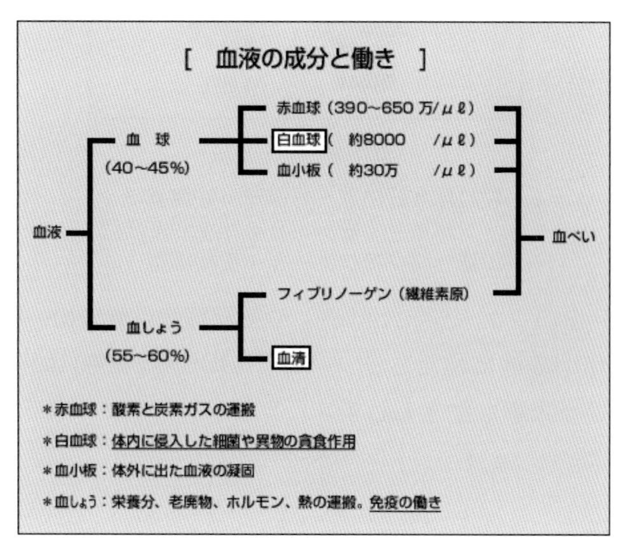

白血球と血清を記憶に留めておいてください。

白血球		
	百分比	働き
好中球	約60%	体内に侵入してきた病原微生物やウイルスなどの貪食作用
好酸球	約3%	アレルギーの症状悪化と関係
好塩基球	約0.5～1%	慢性アレルギー疾患の発症･悪化に関与
単球	約5%	大きな異物の貪食作用。 抗原の情報提供
リンパ球	約30%	免疫反応。 抗体を産生するのに大きな役割
形質球	0%	プラズマ細胞。 リンパ球に準じ抗体産生に関与

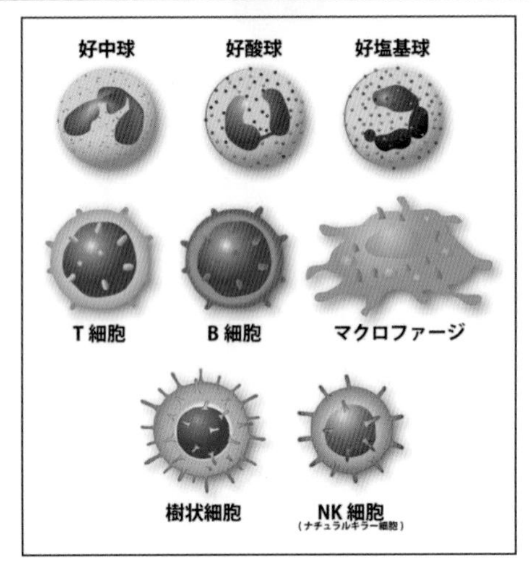

白血球のイメージ図

・顆粒球＝好中球＋好酸球＋好塩基球
・リンパ球＝T 細胞＋B 細胞＋ NK 細胞
・単球＝マクロファージ＋樹状細胞

ここで、マクロファージ（大食細胞）や樹状細胞は単球の一種で、大きな異物の貪食作用の他に私たちリンパ球（ヘルパーT 細胞）に抗原の情報を提供するという大事な働きもします。

白血球：Leukocyte（wei βe）
血清：serum
マクロファージ：macrophage

4. 抗体

そして、この白血球の一成分として私たちリンパ球がいるのです。

さて、アレルギーや免疫に関係のある私たちリンパ球は、主にＴ細胞とＢ細胞とから構成されています。

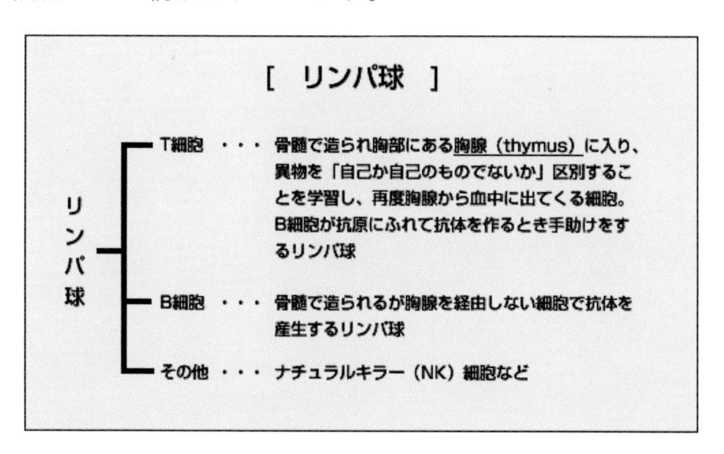

Ｔ細胞の一種のヘルパーＴ細胞のコントロールで、Ｂ細胞から血清中につくられる免疫グロブリンの中のIgEがアレルギーと非常に深い関係を持っています。

つまり、アレルギーを引き起こすIgEや抗体となるIgGは、血液成分中の血球、血球成分中の白血球、白血球成分中の私たちリンパ球、リンパ球成分中のＢ細胞、そのＢ細胞が血清中につくる免疫グロブリンの一成分なのです。

■抗原の侵入によってつくられる免疫グロブリンの種類と特徴

・IgA……呼吸器や消化器の粘膜表面に分泌され、外界からの抗原の侵入を防ぐ抗体。

・IgG……血液中でウイルスや細菌を待ち構えて攻撃する。免疫の中心的な抗体。

・IgM……IgGの働きを助ける抗体。

・IgD……今のところ働きはよくわかっていない。
・IgE……アレルギーの原因となる抗体。過剰な反応を引き起こして障害を与える。

IgE：Immunoglobulin E
IgG：Immunoglobulin G

5. 免疫

ここで、免疫について少し触れておきましょう。

免疫とは外部から侵入してくる異物（抗原）に対して、生体にとって有利に働く抗原抗体反応でした。

免疫には侵入した異物を好中球やマクロファージ、NK 細胞などが攻撃死滅させる自然免疫とリンパ球のＴ細胞がＢ細胞に指令を出すことにより産生された抗体が、特異的に異物を攻撃撃退する獲得免疫とがあります。

抗体産生のメカニズムについてもお話しします。

抗原として細菌が生体に侵入した場合を想定してください。

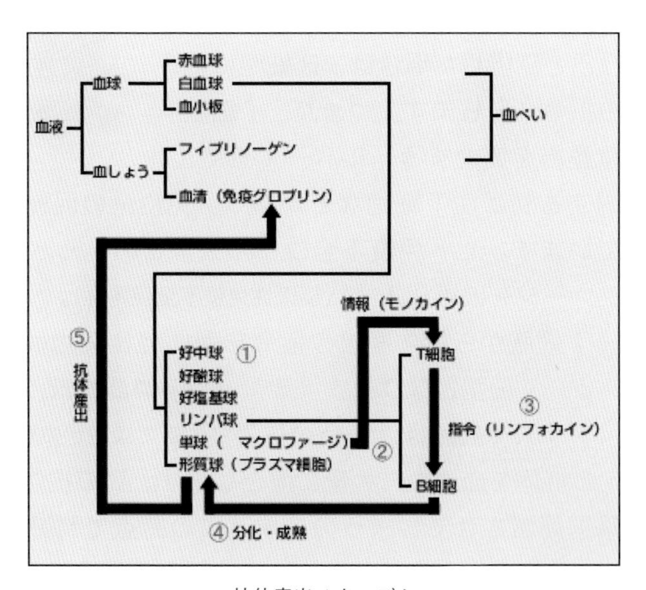

抗体産出メカニズム

①細菌が体内に侵入すると、侵入場所には好中球がまっ先に駆けつけ集合し、細菌の貪食を始めます。そして 25 個程度の細菌を食べた後、破裂して細菌ともども死んでしまいます（好中球と細菌の死骸＝膿、眼脂、耳漏、膿性鼻汁、痰など）。

②次に、好中球と同様の働きをするものにマクロファージがありますが、好中球よりも大きく「大食細胞」とも呼ばれ、アメーバのように移動しながら触手を伸ばし、細菌などを包みこんで消化してしまいます。1個のマクロファージは100個程度の細菌を食し、さらにマクロファージは細菌を貪食しながら間脳視床下部体温中枢を刺激して体温を上昇させ、白血球の働きを活発にします。と同時に、マクロファージは細菌の情報を私たちリンパ球成分のT細胞に細菌情報を伝達するという重要な役割を担っています。また、樹状細胞も細菌に対して食作用、飲作用をしながら、その細菌の情報を抗原提示します。

③マクロファージから情報を得たT細胞は、細菌が「自己」か「非自己」かを見分けます。非自己と認識した場合は、B細胞に抗体産出の指令を発します。つまり、T細胞には抗体産出を促進するヘルパーT細胞、逆に抑制する制御性T細胞などがあり、免疫系の促進制御の中心となっています。ヒト免疫不全ウイルスはこのヘルパーT細胞とマクロファージを破壊します（後天性免疫不全症候群）。

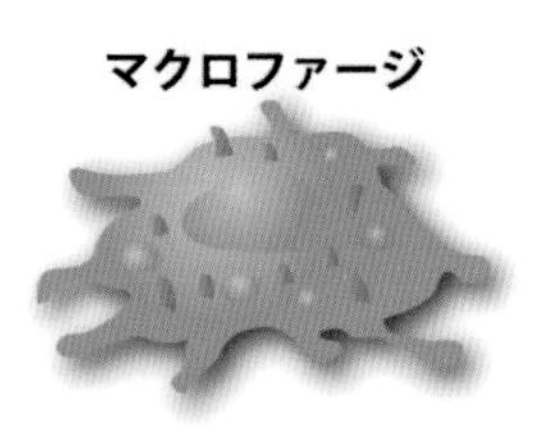

④ヘルパーT細胞から抗体産出の指令を受けたB細胞は、分化・成熟してプラズマ細胞となります（通常、形質球の白血球百分比は0%）。

⑤さらに、プラズマ細胞は、特定の抗原（ここでは特定の細菌）に対応する特定の抗体を血清中に大量に産出します。この抗体が細菌を攻撃して撃退死滅させてしまうのです。この時点で制御性T細胞が働いて抗体産出を中止させ、生体は細菌侵入前の状態に戻ります。

細菌：Bacteria
モノカイン：細菌情報の伝達物質（サイトカインの一種）
リンフォカイン：抗体産出の指令物質（サイトカインの一種）
ヒト免疫不全ウイルス：HIV
後天性免疫不全症候群：AIDS
プラズマ細胞：形質球

6. 体液性免疫／細胞性免疫

ここで、抗体について重要なことを２点あげておきましょう。

１点目は侵入してくるあらゆる抗原に対して生体は、それにおのおの「専門」に対応するＢ細胞をスプライシングによりあらかじめ用意することができ、１個の侵入抗原に対応する１個の抗体を速やかにつくるということ。

２点目は、生体は一度侵入した抗原をメモリーＢ細胞が「記憶」していて、同じ抗原が再び侵入したとき、その抗原に対応するメモリーＢ細胞は一度目よりすばやく大量の抗体をつくり、正確かつ迅速にその抗原を撃退死滅させることができるということ。

実はこの抗体が、体液性免疫と呼ばれるものなのです。

これに対して、直接抗原に作用するマクロファージやキラーＴ細胞による免疫反応は細胞性免疫といいます。体内に侵入する外敵にはさまざまな種類があります。

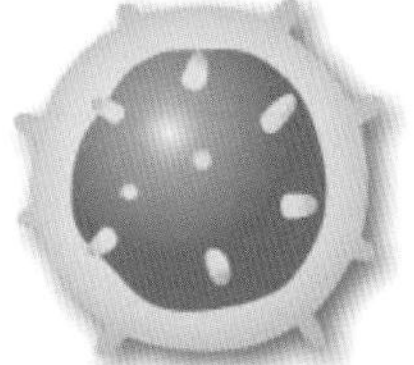
キラーＴ細胞

万一、これらの外敵が防衛システムを突破して生体内に侵入した場合には、攻撃システムの免疫担当細胞（細胞性免疫）と抗体（体液性免疫）との見事な連携プレーによって発症を未然に防ぎます。もちろん、侵入外敵が勝てば生体は発病するし、免疫抵抗力が優れば予防にもなり治癒もします。

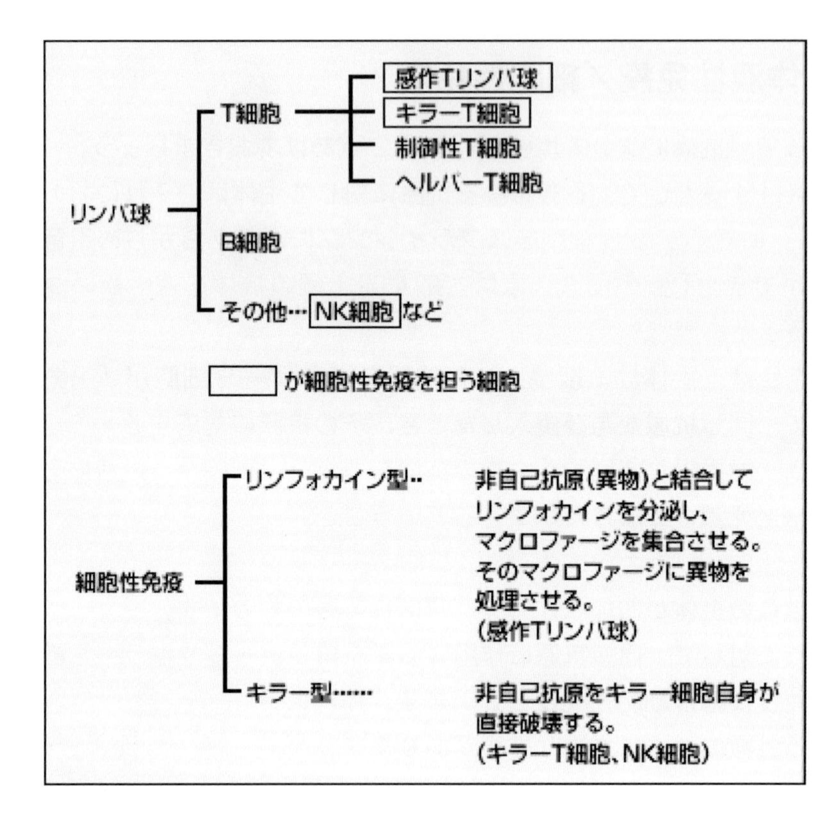

スプライシング：抗体グロブリン分子の多様性（DNA から転写された前駆m RNA の不要なイントロンを除外し、エキソンを組み合わせてm RNA の再構成を起こすことで、特定の抗原に対応する数十万種類ともいわれる抗体をつくることが可能）
利根川進博士：抗体遺伝子のスプライシングによる多様性を発見し、“ノーベル生理学医学賞”を受賞
メモリーB 細胞：過去に侵入した抗原を正確に覚えているB 細胞

7. アレルギー発症メカニズム

それでは本題のアレルギーに戻りましょう。

アレルギー発症メカニズムの概略をお話しします。

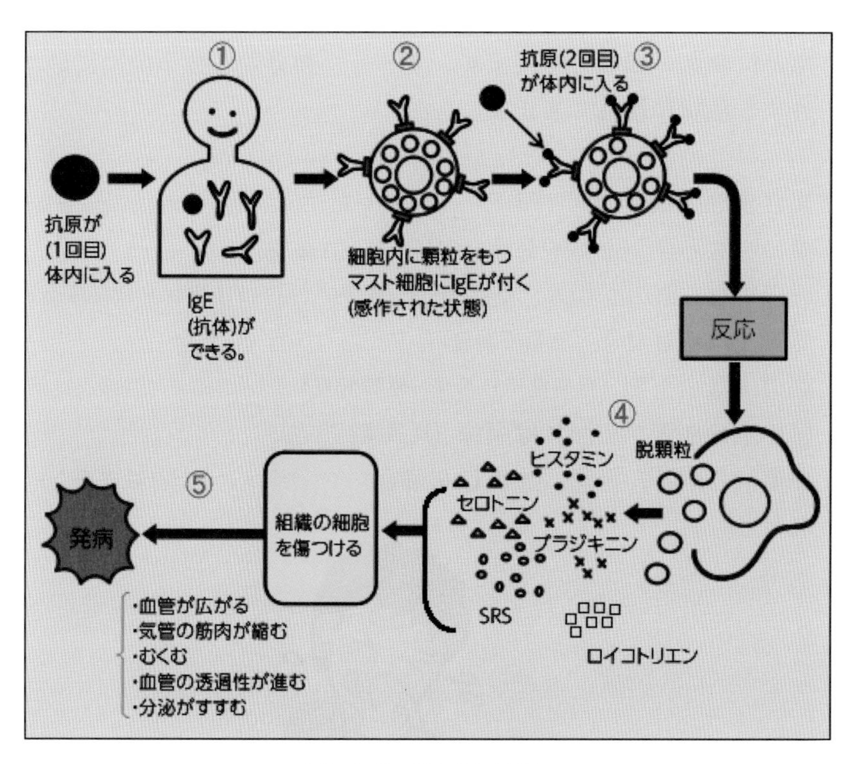

アレルギー発症メカニズム

マスト細胞…アレルギー反応発現に関与する物質

■…IgE 受容体

ヒスタミン、セロトニン、ブラジキニン、SRS、ロイコトリエンなど

…アレルギー症状の発現に関与する物質

①まず、体の中にアレルギーの原因となる特定の物質（抗原）が侵入してくると体質などによって IgE をつくりやすい人間さまがおります（アレルギー体質）。

②つくられたIgEはマスト細胞と結合して体の中に残ります（感作状態）。
③再び同じ抗原が入ってくると、IgE－マスト細胞結合体はさらにこの抗原と結合します。その結果反応が起こります。
④これがシグナルとなってマスト細胞から大型顆粒が放出され、その中に含まれるヒスタミンなどの起炎物質が周りの神経や血管、筋肉などに刺激・損傷を与えます。すると、数分から数十分後にはさまざまな症状が現れてきます。

さまざまな症状（代表的疾患）

・鼻の中ならクシャミや鼻水（アレルギー性鼻炎）
・眼の中なら眼のかゆみ、結膜充血、なみだ目（アレルギー性結膜炎）
・気管支ならぜせき（気管支喘息）
・腸の中なら下痢（食事性アレルギー性胃腸炎）
・頭の中の血管が広がれば頭痛（片頭痛）
・皮膚ならばじん麻疹（急性じん麻疹）や湿疹（アトピー性皮膚炎）
　など

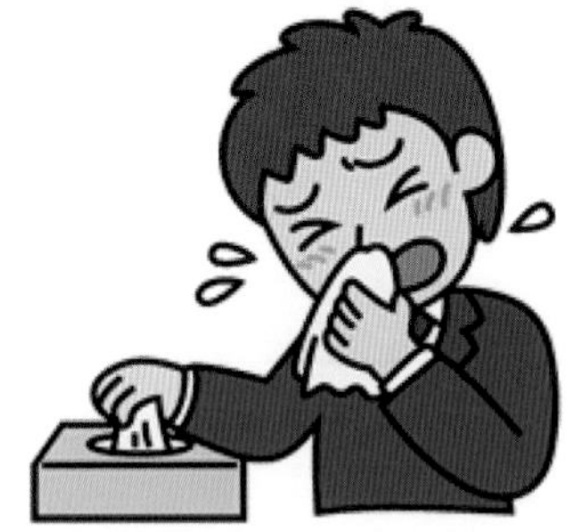

これが**Ⅰ型アレルギー**といわれるもので、IgEとマスト細胞が関与する即時型アレルギーです。

また**Ⅱ型アレルギー**は、何らかの原因で自分の組織や細胞表面が抗原として認識されてしまい、自分の組織や細胞表面に対する抗体が産生され、それによって自分の組織や細胞表面が攻撃される即時型の補体介在性過敏症です。

代表的疾患には、自己免疫性溶血性貧血、グッドバスチャー症候群、重症筋無力症、橋本病などがあります。

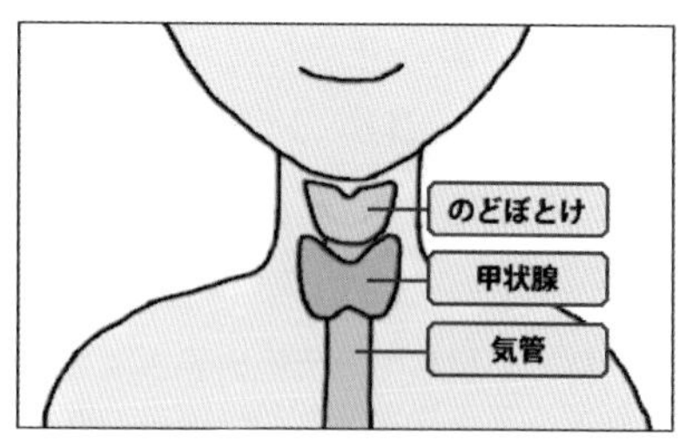

Ⅲ型アレルギーは、血中に溶けている抗原、抗体、補体などが互いに結合して形成する免疫複合体（抗原抗体複合体）が血管や近傍の組織細胞を傷害する即時型の免疫複合体介在性過敏症です。

代表的疾患には、関節リウマチ、SLE、糸球体腎炎、過敏性肺炎などがあります。

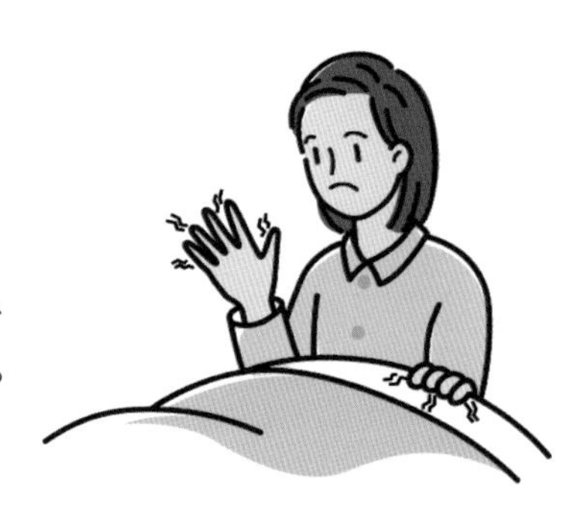

Ⅳ型アレルギーは抗体が関与する体液性免疫ではなく、ヘルパーＴ細胞に活性化されたキラーＴ細胞やマクロファージなどが周囲の自己組織を傷害してしまう細胞性免疫による遅延型アレルギーです。

代表疾患には、接触性皮膚炎、Ｉ型糖尿病、多発性硬化症、ツベルクリン反応、移植片拒絶反応などがあります。

Ｖ型アレルギーは、自己細胞表面レセプターに対する抗体が産生され、そのレセプターと抗体が結合して自己細胞に異常な反応を起こさせてしまう即時型の補体介在性過敏症です。

代表疾患はバセドウ病（グレーブス病）などです。

アレルギー性鼻炎、気管支喘息、食事性アレルギー性胃腸炎などでは、IgE－マスト細胞結合体に再度同一抗原の侵入があると、抗原抗体反応によりマスト細胞に含まれる起炎物質が放出されます。その起炎物質が放出組織に刺激損傷を与えると、いろいろな症状が現れてきます（体液性免疫型アレルギー）。

接触性皮膚炎の場合は、感作Ｔリンパ球が炎症性リンフォカインを放出することで皮膚組織の炎症を起こします（細胞性免疫型アレルギー）。

即時型：アレルギー反応出現まで20分ぐらい
遅延型：アレルギー反応出現まで数時間
補体：抗体の働きを補佐するたんぱく質（Complement）
SLE：全身性エリトマトーデス
多発性硬化症：Multiple Sclerosis（MS）は、視力障害、感覚障害、運動麻痺などさまざまな神経症状の再発と寛解を繰り返す、厚生労働省が指定する難病のひとつ。

8. アレルギーマーチ／アレルギー体質遺伝／アラジン－１

アレルギーの発症には IgE のつくりやすいアレルギー遺伝的素因に加えて、環境の変化による抗原の種類と抗原量の増加が考えられます。

アレルギー素因が生後の早い時期にゆさぶられると、出る場所や症状を変えてアレルギー疾患が現れます。アレルギー疾患が小さい頃から始まり、年齢とともに姿を変えて連続的に発症、移行、併発する現象はアレルギーマーチと呼ばれています。

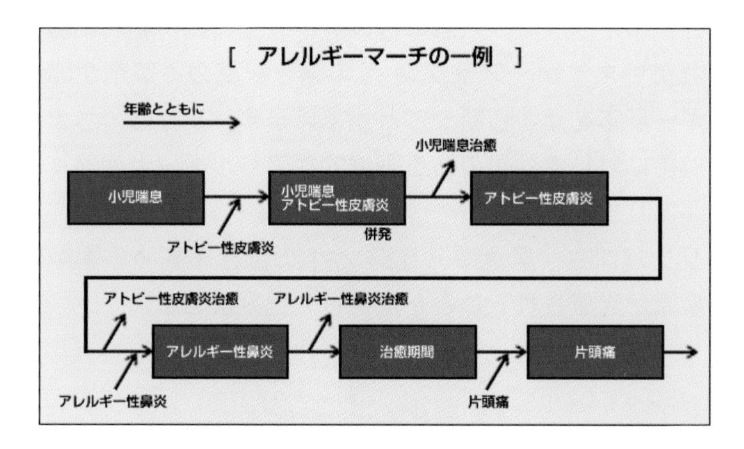

アレルギー疾患の発症の予防やアレルギーマーチの進行を抑えるには、アレルギー素因のある人間さま、とくに妊婦さんは卵料理の食事（卵は抗原性強く、他の抗原に対する抗体をも刺激増加させることが知られている）には注意を払う必要があります。

そして、アレルギー体質は遺伝します。

ご両親がともにアレルギー体質なら、生まれるお子さまの３人に２人以上、いずれか一方の場合は３人に１人以下がアレルギー体質を受け継ぐといわれています。アレルギー体質の人間さまが発症するアレルギー性鼻炎や気管支喘息、アトピー性皮膚炎、片頭痛などの形質と呼ばれるものはいつ再発するかわかりませんが、治癒する望みはあります。

対症療法で根気よく治療することをおすすめします。

以前、肥満細胞の表面にあって、さまざまなアレルギー反応を抑え込むたんぱく質（アラジン -1）が発見されたと聞いております。

https://www.nature.com/articles/ni.1886（筑波大学研究グループ）
「nature immunology」2010.06.06 オンライン版から引用
アラジン -1（アレルギー発症抑制分子）
http://www.tsukuba.ac.jp/public/press/100603press.pdf
（筑波大学広報・公開記者会見：2010 年 6 月 3 日記者説明会 PDF ファイル）

現在、アレルギー疾患の治療には抗アレルギー剤や肥満細胞安定剤などが使われていますが、アラジン -1 の働きを高める薬剤が開発されればアレルギー反応を元から断つことができます。これは、さまざまなアレルギー疾患に対して効果のある画期的なアレルギー治療薬にもつながる可能性があります。

私たちリンパ球も、早急にアラジン -1 の働きを高める薬剤によりアレルギー疾患が治療されることを期待して止みません。

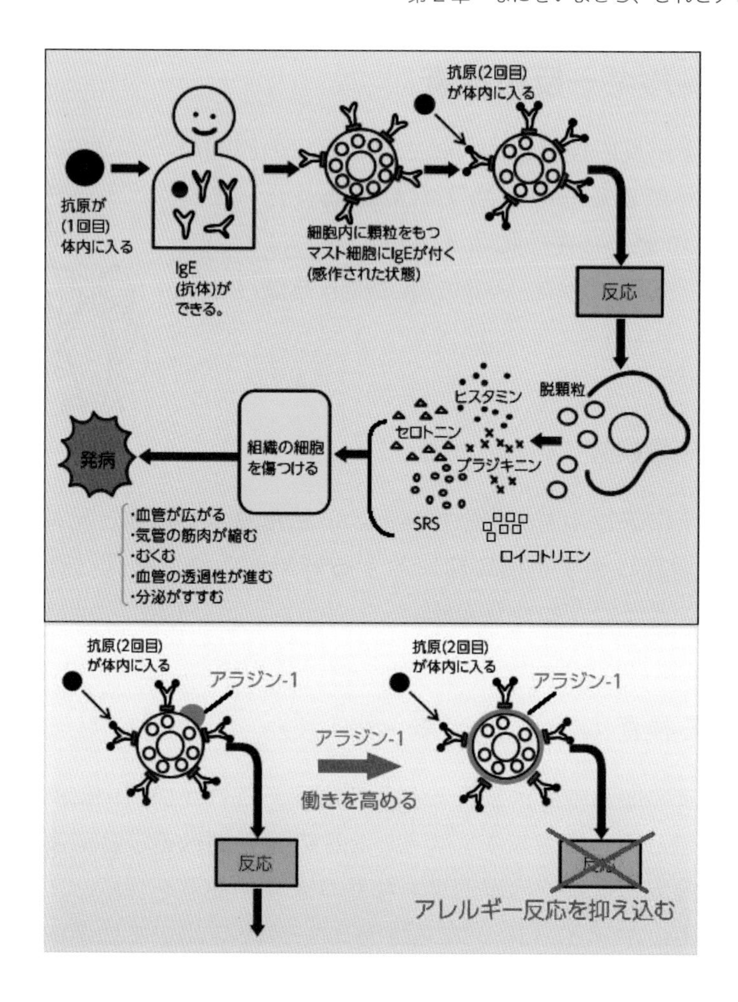

アラジン -1 はマスト細胞からの顆粒の放出を強力に抑制し、アレルギー反応を抑える働きのある分子であることが明らかになっています。

卵料理の食事：卵は抗原性強く、他の抗原に対する抗体をも刺激増加させることが知られている。
アラジン -1：Allergin-1

9. アレルギー反応検査

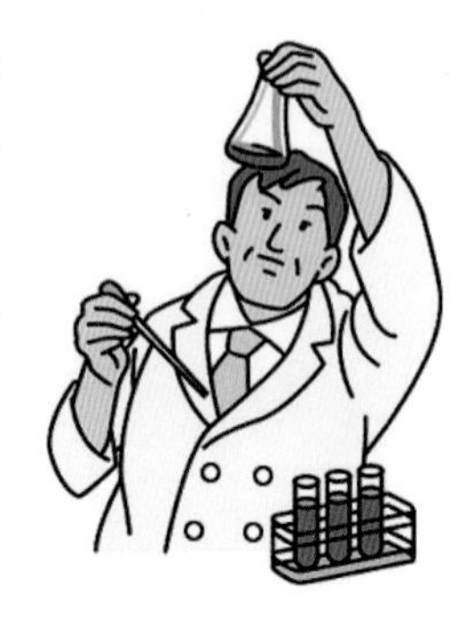

アレルギー反応検査とは人間さまの病気の原因がアレルギーによるものかどうか（血液像検査、IgE 検査）、さらにアレルギーによるものであればその抗原は何か（皮膚反応検査、特異的 IgE 検査）を調べる検査です。

(1) 血液像検査（基準値：好酸球 5%以下）

人間さまにアレルギー疾患があると、私たちリンパ球と兄弟のような好酸球が増加します。白血球に対する好酸球の割合を調べればアレルギー疾患かどうかがわかります。

(2) IgE 検査（基準値：0.0005mg/dl 以下）

人間さまの血清中に含まれる IgE を調べ、これが血清中にあればアレルギー疾患と判定できます。また、IgE の量を調べることにより、アレルギーの病気の経過や治療効果もわかります。血液を採取して酵素免疫測定法（EIA）やアイソトープ（放射性同位元素）を用いて血清中 IgE を検出します。

血液像検査や IgE 検査で異常値を示した場合の主な病気としては、アレルギー性鼻炎、気管支喘息、アトピー性皮膚炎などのアレルギー疾患、寄生虫感染症（原虫除く）、肝疾患、膠原病などがあります。

(3) 皮膚反応検査

（プリックテスト、スクラッチテスト、パッチテスト、皮内テスト）

疑わしいいろいろな物質（抗原）を人間さまの皮膚に接種して、その反応から、アレルギーの原因となっている抗原を見つける検査です。

（4）特異的 IgE 検査

（マスト 26 アレルゲン検査、マルチアレルゲン検査）

人間さまの血液を採取して、どの物質（抗原）に対して反応する IgE 抗体を持っているかを見つける検査です。

抗原となりやすい物質	
空気中から吸い込んでアレルギーを起こすもの	花粉（スギ、ヒノキ、ブタクサ、カモガヤ、ヨモギ）、ダニ（死がい、糞）、かび（カンジタ、アスペルギルス）、動物の毛やフケ（犬、猫、ウサギ、モルモット）、キノコ（シイタケ胞子）、繊維（絹・羊毛）、羽毛（ガチョウ、ニワトリ）、ユスリカなど
食べ物	牛乳、牛肉、卵、鶏肉、豚肉、魚介類（サバ、サンマ、アジ、カツオ、イワシ、カキ、エビ、イカ、ウニ）、コンニャク、ソバ、パン、タケノコ、ヤマイモ、フキ、ホウレン草、ナス、大豆、コーヒー、ココア、ピーナツ、チョコレートなど
薬	抗生物質、ホルモン剤、酵素剤、ピリン系薬剤など
皮膚についてアレルギーを起こすもの	ウルシ、染料、化粧品、ニッケル、クロム、コバルト、ゴムなど
虫さされ	ハチ、蚊など

10. 主な抗アレルギー薬（内服薬）

Ⅰ　化学伝達物質（CM）受容体拮抗薬（内服薬）

①第2世代抗ヒスタミン薬

クラリチン、アレロック、アレグラ、タリオン、ジルテック、エバステル、アレジオン、アゼプチン、ザジテン、ゼスラン、ニポラジンなど

②ロイコトリエン（LTs）受容体拮抗薬

キプレス、シングレア、オノンなど

③プロスタグランジン（PG）D_2・トロンボキサン（TX）A_2受容体拮抗薬

バイナスなど

Ⅱ　CM遊離抑制薬（肥満細胞安定薬）

アレギサール、ペミラストン、リザベンなど

Ⅲ　ヘルパーT細胞サイトカイン阻害薬

アイピーディなど

Ⅳ　ステロイド配合剤

セレスタミンなど

Ⅴ　アレルギー性鼻炎・結膜炎の主な外用薬

①点鼻薬

- **第2世代抗ヒスタミン薬**

  リボスチン、ザジテンなど

- **化学伝達物質遊離抑制薬**

  インタールなど

- **ステロイド薬**

  フルナーゼ、アルデシン、リノコートなど

- **血管収縮薬**

  トークなど

②点眼薬

・第二世代抗ヒスタミン薬

パタノール、リボスチン、ザジテンなど

・化学伝達物質遊離抑制薬

ゼペリン、アイビナール、リザベン、アレギサール、ペミラストン、インタールなど

・ステロイド薬

オドメール、フルメトロンなど

・抗炎症薬

ニフランなど

私たちリンパ球は、人間さまがアレルギーを理解する上でこのアレルギーの話が少しでもお役に立てばと思いつつ、ペンを置かせていただきます。

人間さまのご健康とご多幸をお祈り申し上げます。

敬具

第3章
呼吸のチョコット知識

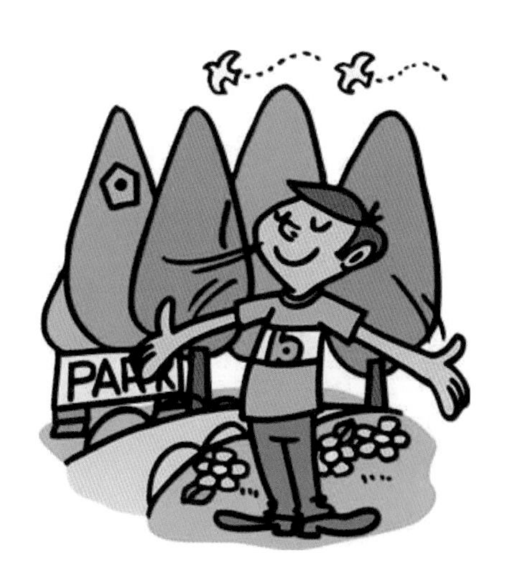

日頃、意識せずにしている「呼吸」。
呼吸によって発生するエネルギーとは？
呼吸は身体の中のどこで、どのようなしくみで
行われているのでしょうか？
…考えてみました。

1. 外呼吸と内呼吸

生きとし生けるものは一部の微生物を除き、生きていくのに必要なエネルギーをつくり出すために酸素を取り入れ二酸化炭素を吐き出す呼吸をしています。呼吸と聞くと肺呼吸やえら呼吸、皮膚呼吸などを思い浮かべますが、ヒトも身体にある数十兆個の細胞が生き続けるためには、肺呼吸によって外界から酸素を取り込み、体内で発生する二酸化炭素を排出しなければなりません。

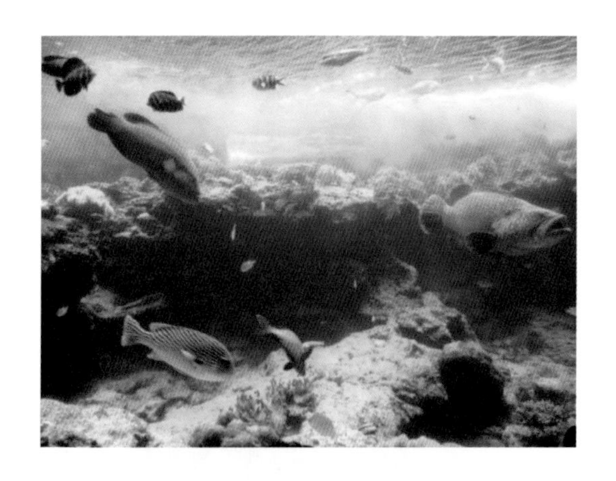

このような呼吸は外呼吸といわれ、肺を介してガス交換を行います。これに対して内呼吸と呼ばれるものがあり、これは組織細胞が、養分として取り入れたブドウ糖やアミノ酸、脂肪酸・モノグリセライド・グリセロールなどの有機物を分解してエネルギーを取り出し、ATP に移す反応です。

植物は光合成によって光のエネルギーを化学エネルギーをもつ炭水化物を合成し、これらを内呼吸によって酸化して、生命活動のためのエネルギーをつくり出しています。

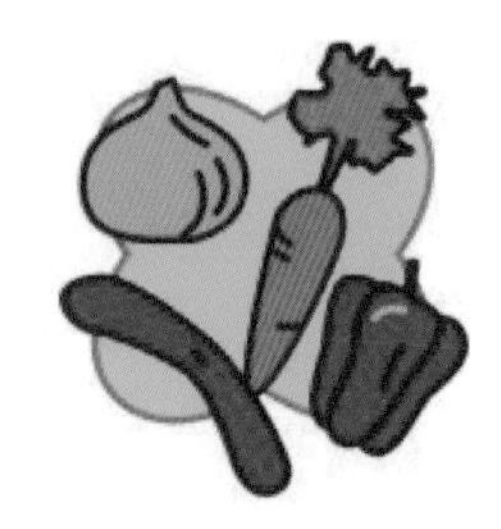

動物は植物のつくった炭水化物や他の動物のたんぱく質、脂質などを食べて、それを内呼吸の原料にしてATPをつくり出します。

呼吸は本質的に燃焼と同じですが、燃焼は一度に多量の熱を発生（たき火、核爆発など）するのに対し、呼吸は細胞内で多くの酵素が働き、ゆっくりと反応が起こることによって、ATPを産生（電気こたつ、原子力発電など）します。

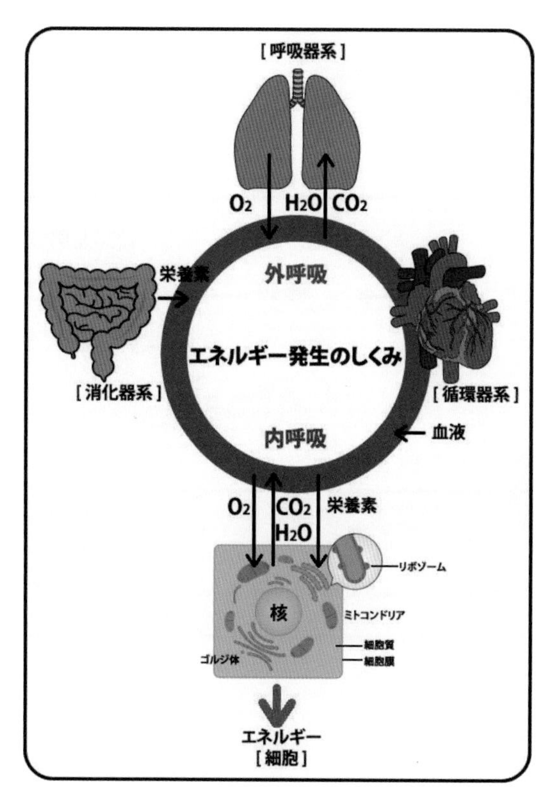

O_2: 酸素／ CO_2: 二酸化炭素（炭酸ガス）／ H_2O: 水

食べ物を分解して体内に取り込む働きをする器官を消化器といい、口から肛門まで続く１本の消化管がその中心となっています。

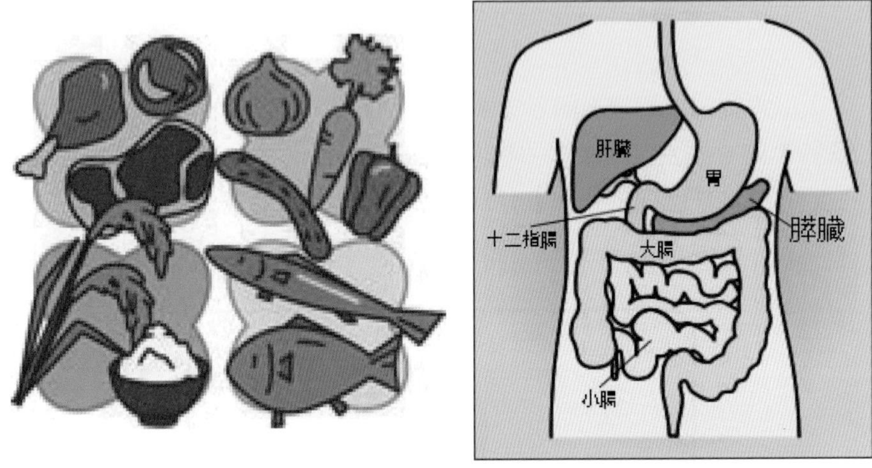

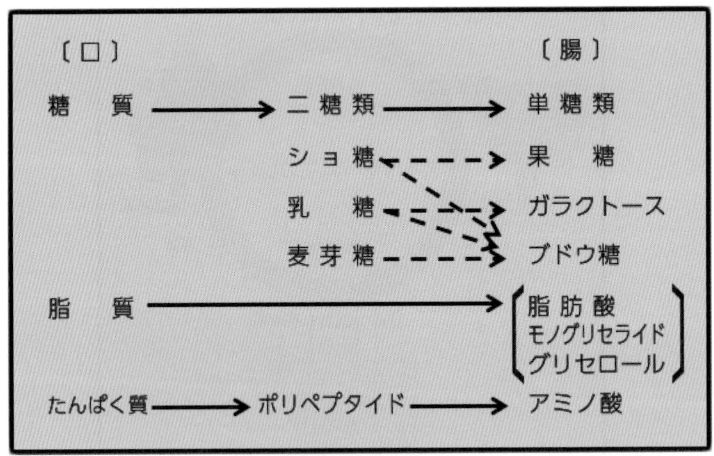

三大栄養素の消化

消化によって糖質はブドウ糖、果糖、ガラクトースの単糖類に、たんぱく質はアミノ酸に、脂質も脂肪酸とモノグリセライドとグリセロールに分解されます。

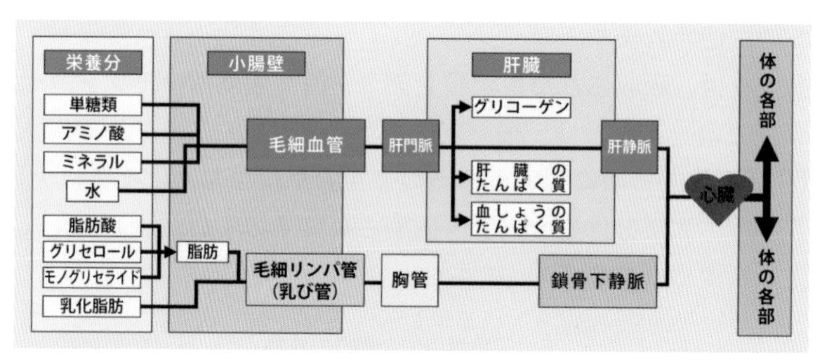

栄養分の吸収

単糖類とアミノ酸は小腸壁にあるじゅう毛の栄養吸収細胞から吸収され、毛細血管から肝門脈を経由して肝臓に入り、肝静脈を通って全身に、脂肪酸とモノグリセライドとグリセロールは、小腸壁のじゅう毛の栄養吸収細胞から吸収された後に再び脂肪に合成され、毛細リンパ管から胸管を経て鎖骨下静脈に入り、全身に運ばれます。

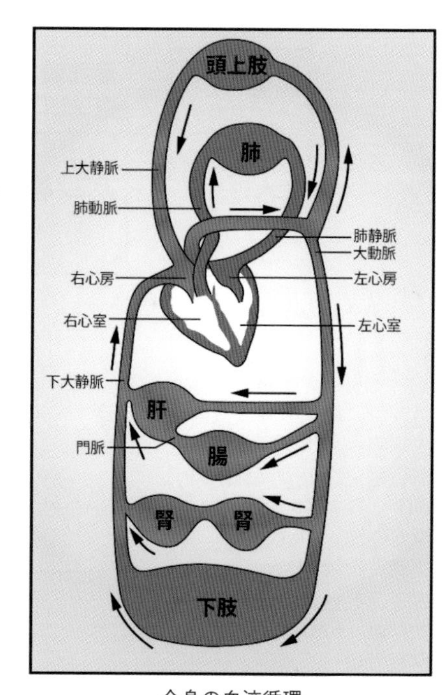

全身の血液循環

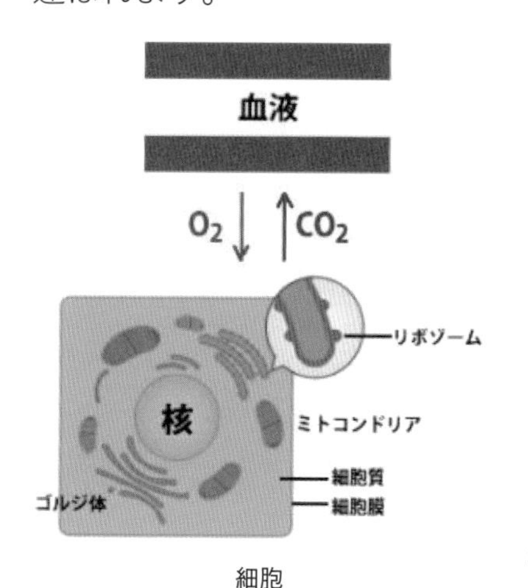

細胞

外呼吸によって肺の肺胞で血液中に溶け込んだ酸素は循環器の働きで体のすみずみまで運搬され組織細胞に到達すると、血液中から取り入れた三大栄養素などの養分を酸化してATPを産生するのに使われます。

換言すれば、吸収された単糖類やアミノ酸、脂肪酸・モノグリセライド・グリセロールなどは、細胞内の解糖系とTCAサイクルで代謝されてATPを産生するのに用いられるのです。ただ、たんぱく質はATPばかりでなく、大部分はもう一度再構築されてその生命体固有のたんぱく質に生まれ変わります。

三大栄養素の主な最終生成物

糖質	→	単糖類	→	エネルギー(ATP) CO_2、H_2O
脂質	→	脂肪酸 グリセロール	→	エネルギー(ATP) CO_2、H_2O
たんぱく質	→	アミノ酸	→	血・肉・骨・酵素など エネルギー(ATP) $CO(NH_2)_2$ CO_2、H_2O

$CO(NH_2)_2$：尿素／CO_2：炭酸ガス／H_2O：水

外呼吸：細胞外呼吸（Breathing）
内呼吸：細胞内呼吸（Respiration）
消化器：Digestive organs
ATP：高エネルギーリン酸結合（Adenosine triphosphate）
ブドウ糖：Glucose
果糖：Fructose
ガラクトース：Galactose
脂肪酸：Fatty acid
グリセロール：Glycerol

2. 呼吸器系

ここで、必要不可欠の外呼吸に関わっている器官が呼吸器系です。呼吸器系は空気の通り道となる上気道・下気道とガス交換を行う肺から構成され、大気中の酸素が呼吸器系の最後にたどり着くところが肺胞です。

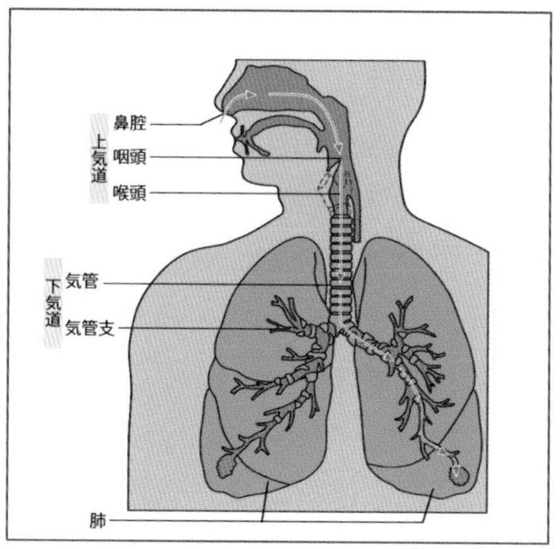

呼吸器系

肺胞は、平滑筋でできた非常に小さな袋状をしていて、両肺の肺胞を合わせると約６億個、その表面積は約 60 ～ 70㎡の広さにもなり、効率的にガス交換を行うために表面積が広くなっているのです。肺胞の周りには毛細血管網が張り巡らされ、休むことなく、非常に薄い肺胞壁を通して血液中の酸素と二酸化炭素のガス交換を行っています。

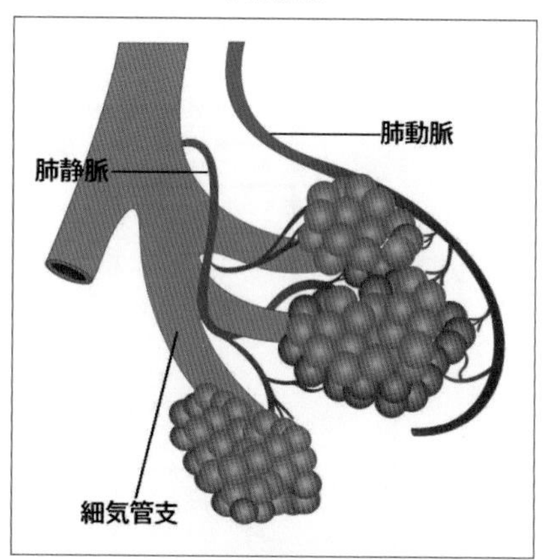

肺胞

血液の中でガス交換に関与するのは、赤血球に含まれるヘモグロビンです。ヘモグロビンは肺胞のような酸素濃度が高いところでは酸素と結合し、酸素濃度の低い組織細胞では酸素を放出するという性質をもち、反対に、二酸化炭素濃度の低いところ（肺胞）では二酸化炭素を放出し、二酸化炭素濃度の高いところ（組織細胞）では二酸化炭素と結合します。

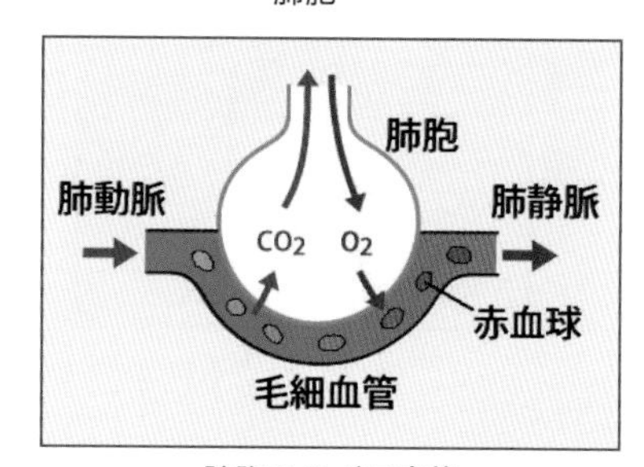

肺胞でのガス交換

ヘモグロビン：hemoglobin（Hb）
肺胞壁：肺胞間質

3. 糖質代謝

内呼吸の反応は燃焼のように一瞬にして一度に多量の熱を発生して終わるものではなく、細胞内で三大栄養素などの有機物が酵素の働きで少しずつ分解されていく過程でエネルギーが発生する複雑な反応です。

三大栄養素のうち、糖質は消化・吸収され、最終的に単糖類（ブドウ糖、果糖、ガラクトース）になるのですが、その単糖類を炭酸ガスと水とにまで分解して ATP を取り出す反応は糖質代謝といわれます。

糖質代謝は解糖系 → TCA サイクル → 電子伝達系の 3 つの反応段階から成り立っています。

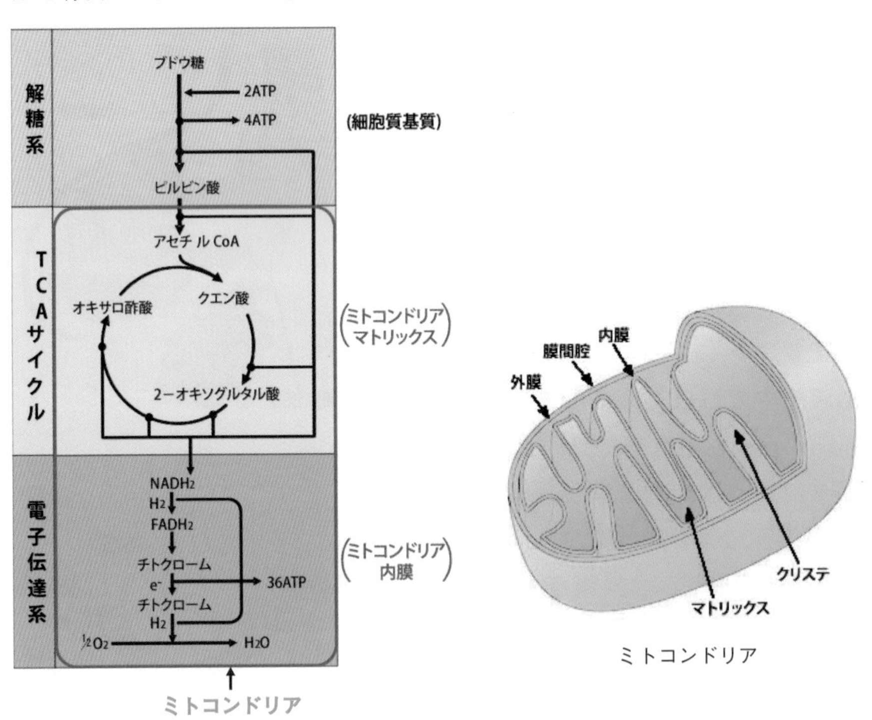

ミトコンドリア

（1）解糖系

細胞の細胞質基質で行われ、単糖類のブドウ糖を分解してピルビン酸をつくる代謝経路を解糖系と呼びます。

１分子のブドウ糖が２分子のピルビン酸にまで分解され、$2H_2$と2ATPを産生する反応です。酸素を必要としません。

ここで、ピルビン酸からはずれたH_2は脱水素酵素の補酵素NADと結合して$NADH_2$となり、電子伝達系に入っていきます。

ブドウ糖　→　2ピルビン酸＋$2H_2$+2ATP
↓
$2NADH_2$
↓
電子伝達系

解糖系では酸素や炭酸ガスの出入りはありません。

解糖系は酸素がなくても進む反応です。ただ、十分に酸素がある場合には、解糖系で生成されたピルビン酸は、ミトコンドリアのマトリックスにおけるTCAサイクルとミトコンドリアの内膜における電子伝達系を使って、炭酸ガスと水とにまで完全に分解されます。

赤血球のようにミトコンドリアがない細胞や、酸素の供給が間に合わないほどの激しい運動をしている筋肉の組織、増殖が活発ながん組織などの酸素が不足する細胞では、解糖系でブドウ糖から生成されたピルビン酸は、乳酸に変換され、できた乳酸は血液中に放出されて、肝臓でブドウ糖に戻り、血液を介して再び筋肉細胞に入り、エネルギー産生のために使われます。

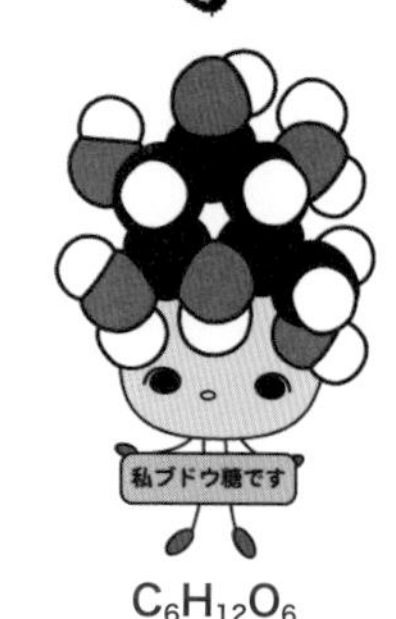

乳酸など糖質以外の物質からブドウ糖をつくる反応は糖新生と呼ばれています。

①ATP

ATPは、ADPに分解される時に大きな自由エネルギー（E）を放出します。

ATPは生体内に広く分布し、離れたり結合したりすることで、エネルギーの放出・貯蔵、さらには物質の代謝や物質の合成のときに大きな役割を果たし、その重要性から「生体のエネルギー通貨」ともいわれます。

また、筋肉においてはクレアチンリン酸が高エネルギー結合をもち、ADPからATPを再生するので「筋肉でのエネルギー貯蔵物質」と考えられています

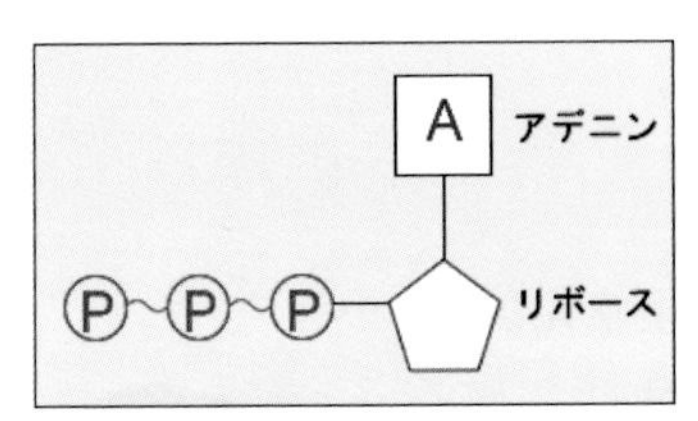

ATPの構造（模式図）

クレアチンリン酸＋ADP ⇔ クレアチン＋ATP

ATP + H_2O ⇔ ADP + Pi（無機リン酸）+ E

E（標準自由エネルギー変化）：$\Delta G^\circ = -7.3$kcal/mol

②酵素

酵素は生活細胞の中で生成される生体触媒です。生体内での多くの化学反応は酵素によって触媒され、その触媒作用は特定の基質に限られています（基質特異性）。酵素はその本体がたんぱく質なので、熱に不安定です。そして、温度（至適温度）やpH（至適pH）によっても酵素活性が影響を受けます（ヒト生体内における物質代謝、エネルギー代謝は、常温、常圧、中性付近で特異的な酵素の触媒作用によって進められています）。

アポ酵素と補酵素（大部分はビタミンB群）を合わせたものをホロ酵素といい、この形になってはじめて生理活性酵素として働きます。

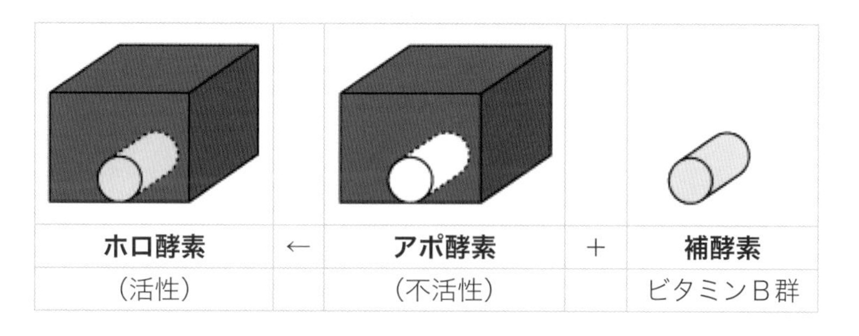

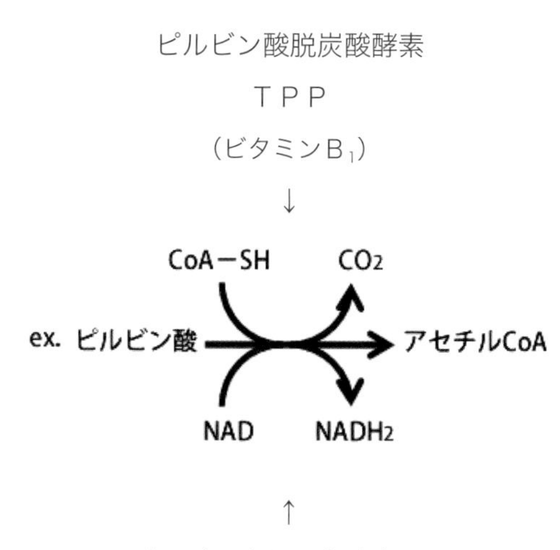

（2）TCA サイクル

解糖系でブドウ糖から生じたピルビン酸は、ミトコンドリアのマトリックス内で、酵素（ピルビン酸脱炭酸酵素など）の働きによってアセチル CoA になります。

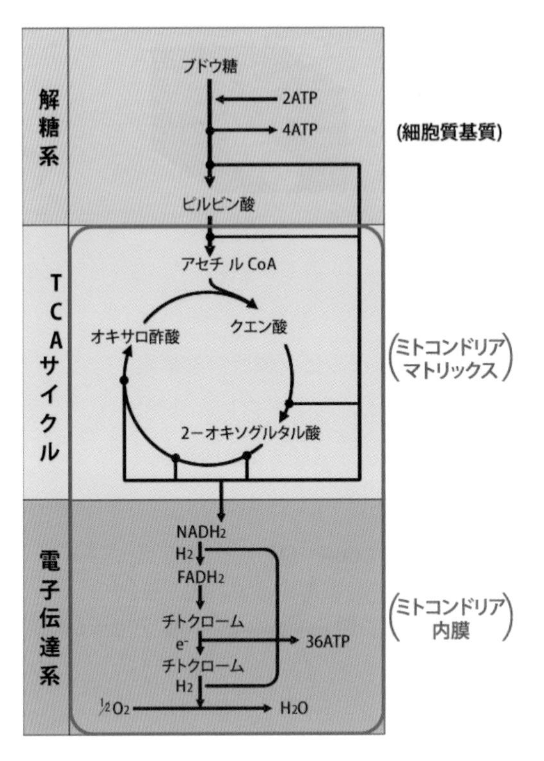

このアセチル CoA はオキサロ酢酸と結合してクエン酸を生じ、クエン酸も種々の酵素の働きで、2ーオキソグルタル酸→コハク酸→フマル酸→リンゴ酸などの有機物に姿を変えていき、最後にはオキサロ酢酸になる回路を形成（TCA サイクル）し 1 周します。このとき、脱水素酵素が働き、基質から H_2（水素）をはずし、脱水素酵素の補酵素 NAD と結合させ $NADH_2$ にします。

$$AH_2 \rightarrow A + H_2 \text{（}AH_2\text{ は基質）} \rightarrow NADH_2$$

ナイアシンは NAD を構成し、種々の酵素の補酵素として働きます。基質 A はピルビン酸、クエン酸、2ーオキソグルタル酸、リンゴ酸などです。また、2ーオキソグルタル酸からコハク酸を生じるところで 2ATP がつくられます。

(3) 電子伝達系

呼吸の最終段階が電子伝達系です。電子伝達系はミトコンドリアの内膜にきれいに並んだ各種の脱水素酵素やフラビン酵素、チトクローム類によって進行する反応です。解糖系やTCAサイクルではずされたH_2は脱水素酵素の補酵素NADと結合して$NADH_2$になります。そして、フラビン酵素の補酵素FADにH_2を渡して$FADH_2$として、$NADH_2$はNADに戻ります。この時、1ATPがつくられます。ビタミンB_2はFADを構成し、種々の酵素の補酵素として働きます。

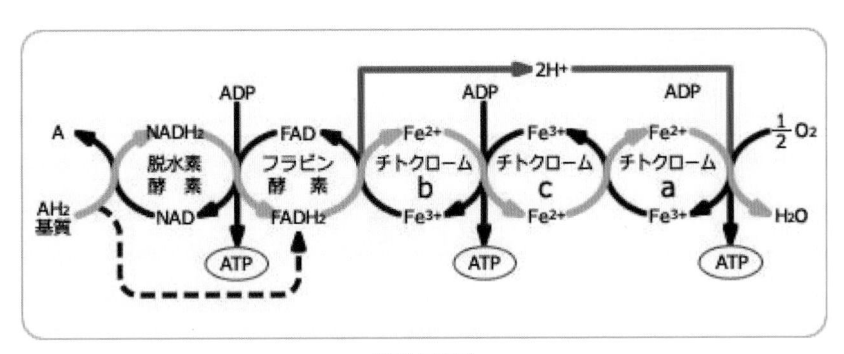

電子伝達系

さらに、H_2を受け取った$FADH_2$はチトクローム類（チトクロームｂ→チトクロームｃ→チトクロームａ）のチトクロームｂに$2H^+$を受け渡してFADとなります。チトクロームｂとチトクロームｃのところで1ATPが産生されます。

そして、チトクロームｃから電子$2H^+$を受け取ったチトクロームａの電子$2H^+$は、外呼吸によって取り入れた酸素と結合して水をつくります。この時も1ATPができます。

糖質代謝によるブドウ糖１分子のエネルギーの収支

解糖系	2ATP
TCA サイクル	2ATP
電子伝達系	34ATP
	38ATP

ブドウ糖＋酸素 → 炭酸ガス＋水＋38ATP

$(C_6H_{12}O_6+6O_2+6H_2O \rightarrow 6CO_2+12H_2O)$

細胞における糖質代謝で得られるエネルギーは、ブドウ糖１分子につき 38ATP が発生します。

また、単糖類の果糖とガラクトースはリン酸化され解糖系に入ります。

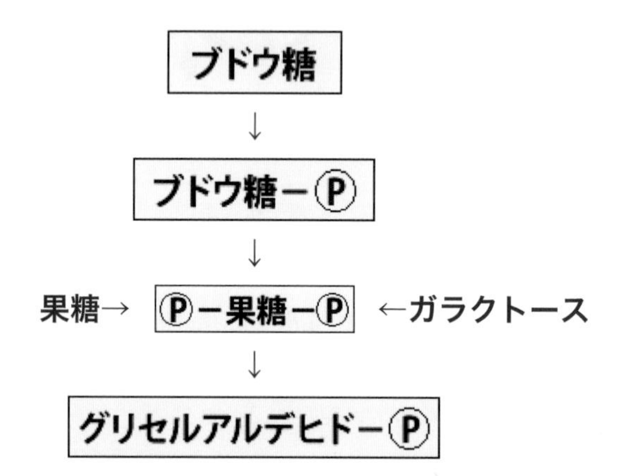

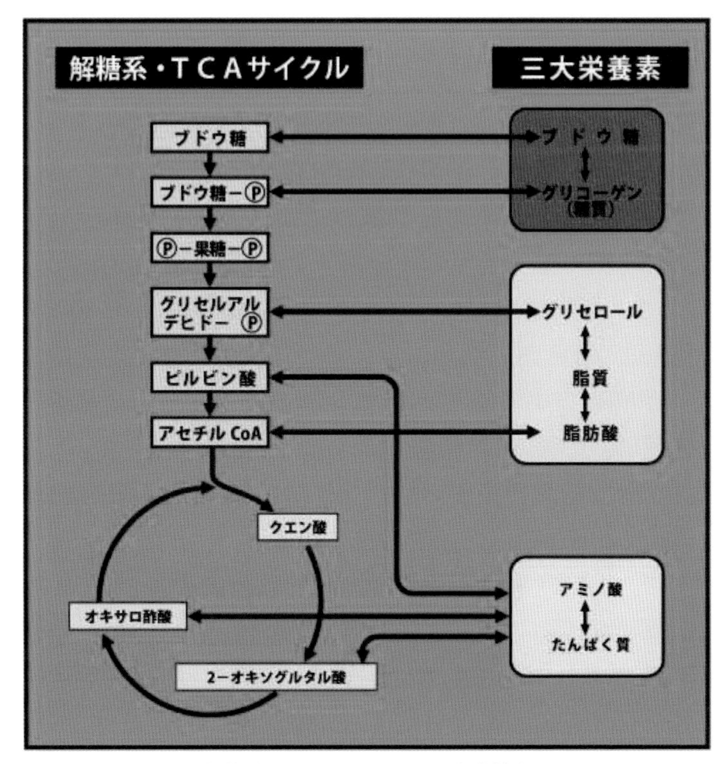

解糖系・TCA サイクルと三大栄養素

そして、果糖とガラクトースもブドウ糖と同様に
解糖系 → TCA サイクル → 電子伝達系
が進行する反応段階で ATP を産生します。

解糖系：Glycolysis chain
NAD：Niacinamid adenine dinucleotide
糖新生：gluconeogenesis
ADP：Adenosine diphosphate
アポ酵素：Apoenzyme
ホロ酵素：Holoenzyme
TCA サイクル：Tricarboxylic acid cycle
電子伝達系：Electron transport chain
FAD：Flavin adenine dinucleotide

4. 脂質代謝

ヒトは普通の状態では、血液中のブドウ糖を細胞に取り入れ、糖質代謝（解糖系 → TCA サイクル → 電子伝達系）を行うことにより ATP を産生しています。ところが、食事を制限したり、長時間運動したりすると、血液中のブドウ糖の量は不足してきます。そうなると、まずグリコーゲンを分解してブドウ糖をつくり（グリコジェノリシス）、このブドウ糖を呼吸に利用して ATP を確保します。それでも、肝臓や筋肉においてグリコーゲンが底をついてくると、ATP をつくり出すために皮下脂肪などの脂質を使い、必要 ATP を産生します（β酸化）。

反対に、ブドウ糖が豊富にあり、グリコーゲンが過剰になると、肝臓ではアセチル CoA から脂肪酸を合成します。

このように、糖質代謝の補助的役割をする脂質代謝も呼吸にはなくてはならない重要な代謝です。

三大栄養素の 1 つである脂質は、消化 . 吸収されると脂肪酸とモノグリセライドとグリセロールに分解されます。脂肪酸とモノグリセライドとグリセロールは、小腸壁のじゅう毛の栄養吸収細胞から吸収された後に再び脂肪に合成され、毛細リンパ管から胸管を経て鎖骨下静脈に入り、全身に送られ、皮下や腸間膜などに貯えられます。

脂質には、中性脂肪などの単純脂質、リン脂質や糖脂質などの複合脂質、ステロイドなどの誘導脂質があります。この中で、脂肪組織内に蓄積して生体のエネルギー源として呼吸に役立っているのが中性脂肪です。中性脂肪は、グリセロールの 3 個のアルコール基（-OH）に脂肪酸（RCOOH）がエステル結合（-OCO-）して形成されています。

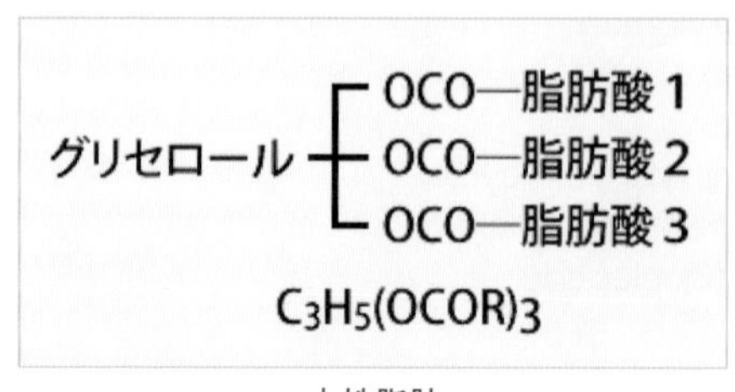

中性脂肪

中性脂肪が**呼吸**基質となる場合、再度、中性脂肪は脂肪酸とモノグリセライドとグリセロールとに分解されてから使用されます。

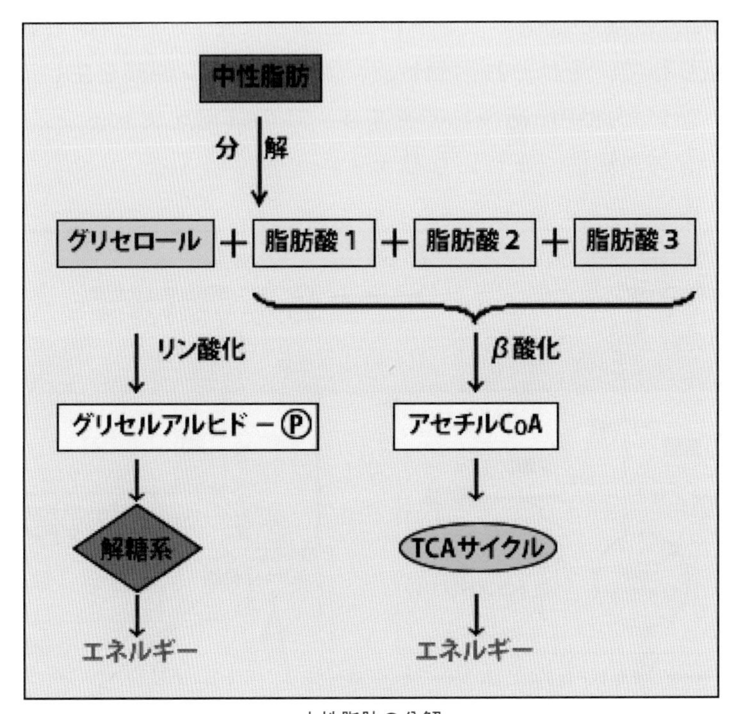

中性脂肪の分解

(1) 脂肪酸のβ酸化

脂肪酸は複数個の炭素原子（C）を持つ長い鎖状の分子です。脂肪酸はその分子鎖の端のほうから、炭素原子が２個ずつのアセチル CoA にまで分解され、呼吸基質となり TCA サイクルに入って大量のエネルギーをつくり出します。

(2) グリセロールのリン酸化

グリセロールは ATP によってリン酸化をされグリセルアルデヒドーⓅとなり、解糖系の途中に入ってエネルギーをつくります。

ここで、アセチル CoA が大量につくられたにもかかわらず、TCA サイクルが円滑に回らない場合（糖尿病や飢餓状態、絶食状態）、大量のアセチル CoA は肝臓の細胞でアセト酢酸となり、それが脱炭酸されたり還元されたりして、それぞれアセトン、3-ヒドロキシ酪酸を生じて、これらのケトン体が血中にあふれてきます。この病態をケトージスといい、尿中ケトン体も陽性（＋）になります。

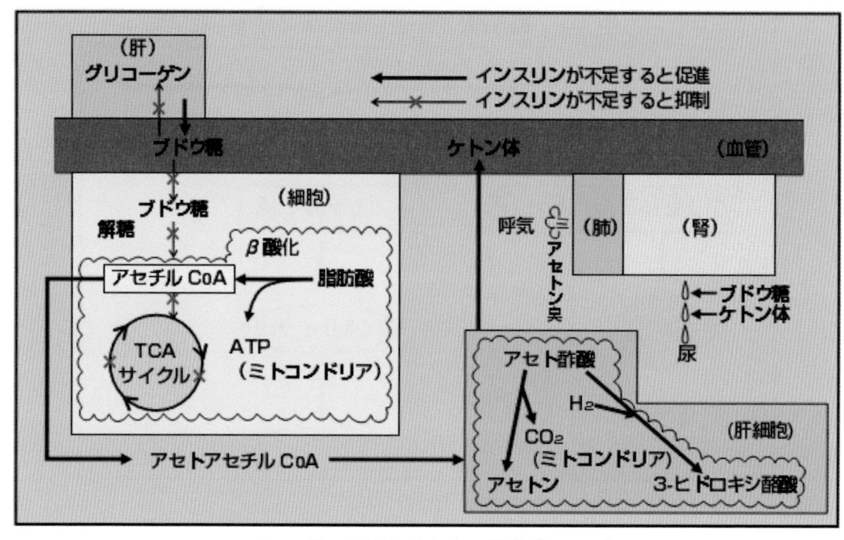

インスリン不足時のケトン体生成マップ

グリコーゲン：Glycogen
グリコジェノリシス：Glycogenolysis
グリセロール：Glycerol
中性脂肪：Neutral fat
単純脂質：Simple lipids
リン脂質：Phospholipid
糖脂質：Glycolipid
複合脂質：Compound lipids
誘導脂質：Derived lipids
アセト酢酸：Acetoacetic acid
アセトン：Acetone
3- ヒドロキシ酪酸：3-Hydroxybutyric acid
ケトン体：Ketone bodies
ケトージス：Ketosis

5. アミノ酸代謝

食事から摂取したたんぱく質に由来するアミノ酸および、古くなった体たんぱく質の分解で生じたアミノ酸は、たんぱく合成、糖質、脂質、核塩基成分、ある種のホルモンの出発原料となるばかりでなく、呼吸のエネルギー源としても利用されます。

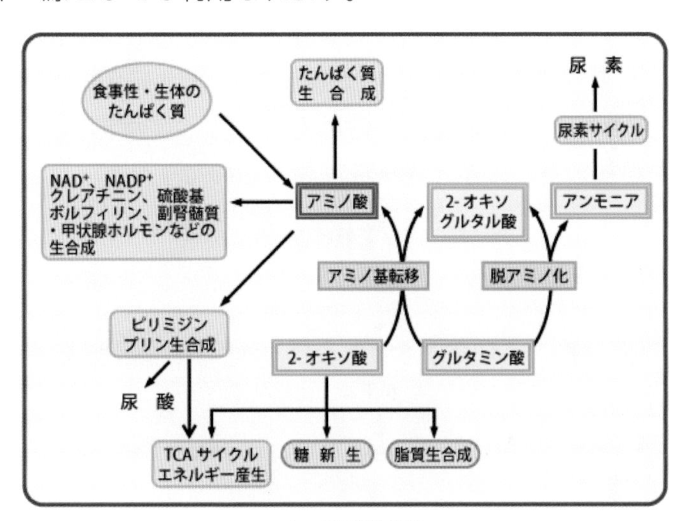

アミノ酸代謝経路

参考）伊東 晃ほか「薬学領域の生化学」廣川書店

(1) 食事由来のアミノ酸

三大栄養素の１つでもあるたんぱく質は、消化吸収されるとアミノ酸に分解されます。アミノ酸も単糖類と同じく小腸壁にあるじゅう毛の栄養吸収細胞から吸収され、毛細血管から肝門脈を経由して肝臓に入り、肝静脈を通って全身に運ばれます。

(2) 体たんぱく質由来のアミノ酸

体の組織を構成する体たんぱく質は、常に合成と分解を繰り返しています。古くなった体たんぱく質が種々の酵素によって分解されてできたアミノ酸は、肝臓や血液中にプールされます（アミノ酸プール）。

食事由来のアミノ酸もいったん、このプールで体たんぱく質由来のアミノ酸と合流した後、全身で利用されます。糖質や脂肪のエネルギー源が不足すると筋肉中のアミノ酸が分解され、エネルギー源として呼吸に使用されます。

アミノ酸がアミノ基転移や脱アミノ化されると、アミノ酸（アラニン、ロイシンなど）の種類に対応した各種の有機酸（ピルビン酸、アセチル CoA など）ができます。その有機酸が呼吸基質となって解糖系や TCA サイクルの途中から入り、エネルギーを産生するのです。

アミノ基転移の一例

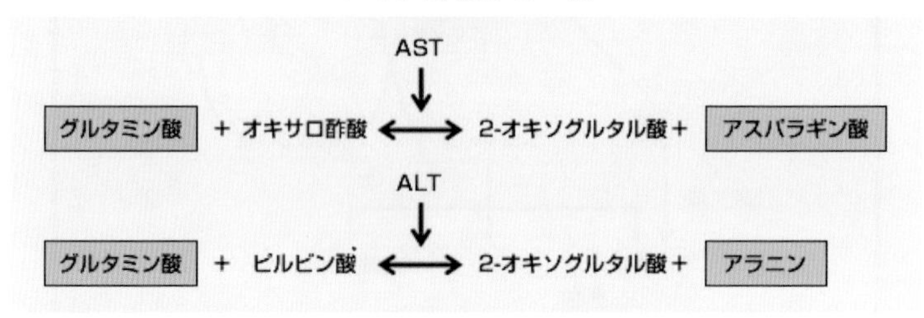

脱アミノ化

（アミノ酸）	（有機酸）	
アラニン	→ピルビン酸	（解糖系）
ロイシン	→アセチル CoA	（TCA サイクル）
グルタミン酸	→ 2- オキソグルタル酸	（TCA サイクル）
アスパラギン酸	→オキサロ酢酸	（TCA サイクル）など

ここで、アミノ酸をエネルギー源として呼吸に利用するには、アミノ酸は窒素（N）を含んでいるため、脱アミノ化によって窒素成分（アミノ基）を取り除く必要があります。そのアミノ基から生じたアンモニア（NH_3）は肝臓内の尿素サイクルにおいて、低毒性かつ水溶性の尿素に変換されて腎臓から尿として排泄されます。

複雑な有機物を分解して生命活動に必要なエネルギーを取り出す反応が、呼吸です。

生物は、呼吸によって放出される化学エネルギーを ATP に変化させて利用します。呼吸反応を円滑に進めるためには、酵素やビタミン、ミネラルなどのサポートも必要です。

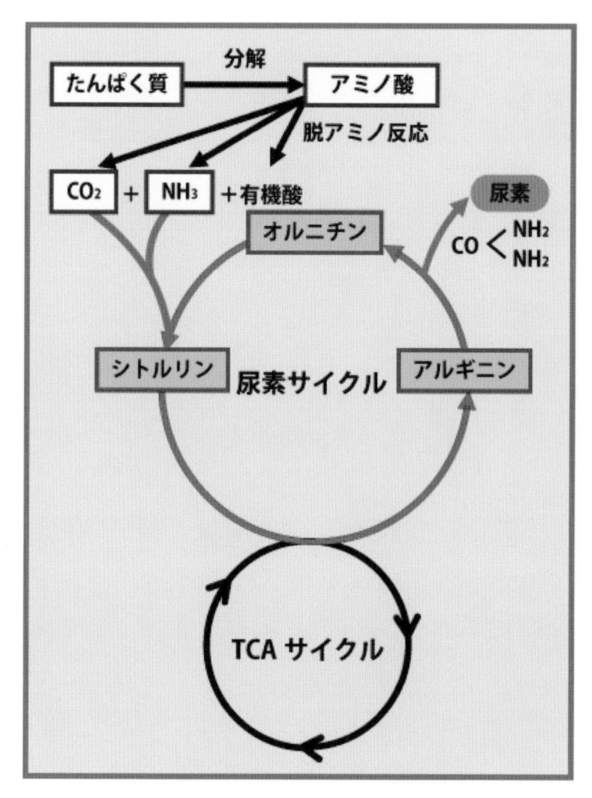

尿素サイクル（肝細胞）

AST：アスパラギン酸アミノトランスフェラーゼ
ALT：アラニンアミノトランスフェラーゼ

第4章
核酸のチョコット知識

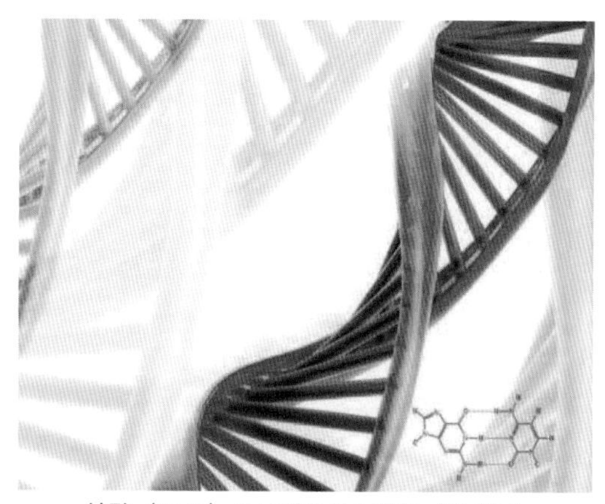

核酸（DNA）の二重らせん構造（模式図）

DNA って、聞いたことがありますね！
染色体、これも聞いたことがあるかと思います。
では、DNA って？ RNA って？ 染色体って？ 遺伝子って？
ゲノムって？　これらは一体、何なんでしょう。
実は、核酸（DNA、RNA）はたんぱく合成や遺伝に関わり、
生命の根源的物質として大きな役割を担っています。
そして、染色体や遺伝子やゲノムは核酸と密接な関係を保ちながら、
たんぱく合成や遺伝のために、
それぞれの役割を分担して働いているのです。
その核酸にズームアップ。

1. 三大栄養素の主な最終生成物

月やあらぬ 春や昔の春ならぬ わが身ひとつはもとの身にして（伊勢物語）と詠まれた歌がありましたが、とんでもありません。

1年もたてば、わが身だって新陳代謝によって、わが心だって世情の荒波にもまれて、大きく変わってしまうことでしょう。

とくに、食物の三大栄養素の中でも生命体を構成しているたんぱく質は、毎日少しずつアミノ酸を経て分解され、そのアミノ酸の有毒な窒素成分（アンモニア）は、肝臓で毒性のほとんどない尿素となって腎臓から排泄されています。このため、たんぱく質も糖質や脂質と同じように外から摂取して、補充し続けなければなりません。

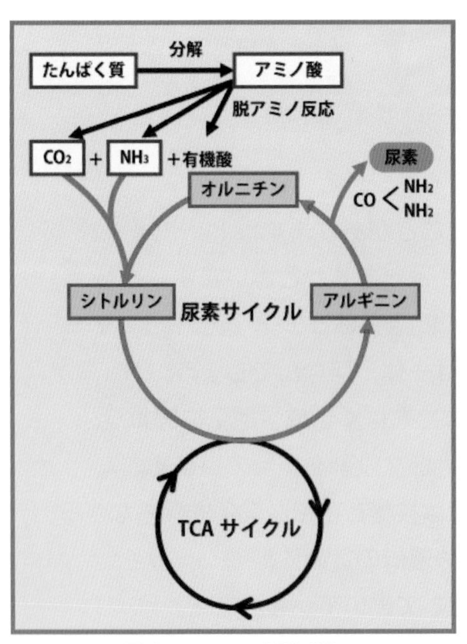

尿素サイクル（肝細胞）

補充された栄養素の糖質・脂質は ATP として、たんぱく質はエネルギーばかりでなく、大部分はもう一度再構築されてその生命体固有のたんぱく質に生まれ変わります。

三大栄養素の主な最終生成物

糖質	→	単糖類	→	エネルギー（ATP） CO_2、H_2O
脂質	→	脂肪酸 モノグリセライド グリセロール	→	エネルギー（ATP） CO_2、H_2O
たんぱく質	→	アミノ酸	→	血・肉・骨・酵素など エネルギー（ATP） $CO(NH_2)_2$ CO_2 H_2O

$CO(NH_2)_2$：尿素／ CO_2：炭酸ガス／ H_2O：水

アンモニア：NH3

2. 解糖系・TCA サイクルと三大栄養素

身体に入った三大栄養素のうち、糖質は単糖類（ブドウ糖、果糖、ガラクトース）に、脂質は脂肪酸とモノグリセライドとグリセロールに、たんぱく質はアミノ酸に消化され、そして吸収されます。

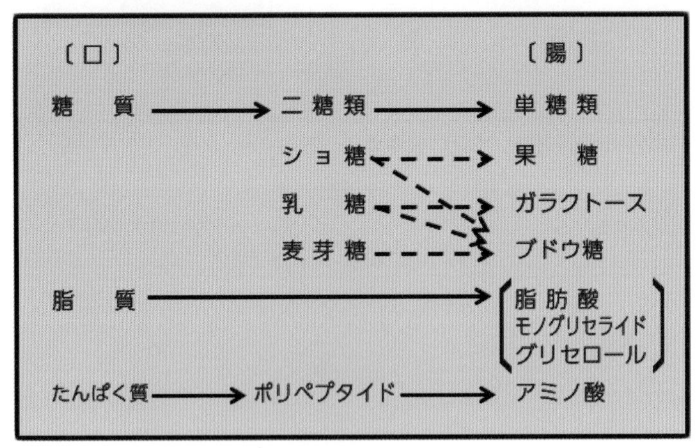

三大栄養素の消化

単糖類とアミノ酸は小腸壁にあるじゅう毛の栄養吸収細胞から吸収され、毛細血管から肝門脈を経由して肝臓に入り全身に運ばれます。脂肪酸とモノグリセライドとグリセロールは、小腸壁のじゅう毛の栄養吸収細胞から吸収された後に再び脂質に合成され、毛細リンパ管から胸管を経て鎖骨下静脈に入り、全身に運ばれます。

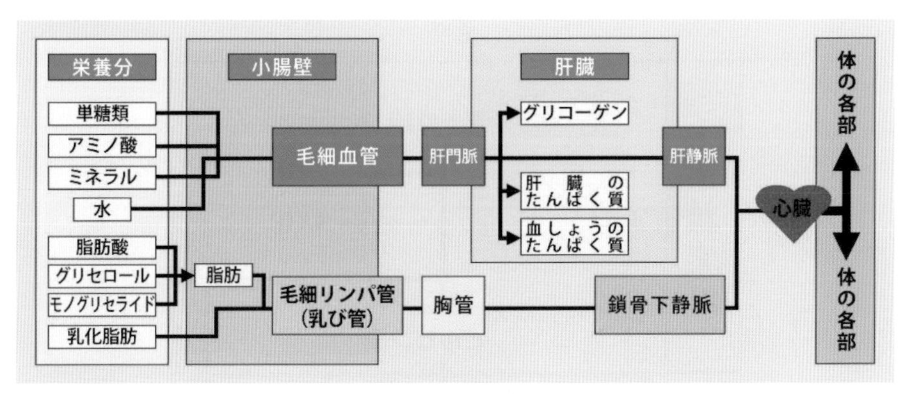

栄養分の吸収

全身に運ばれた単糖類や脂肪酸・モノグリセライド・グリセロールは、主として細胞内の解糖系とTCAサイクルで代謝され、ATPを産生します。

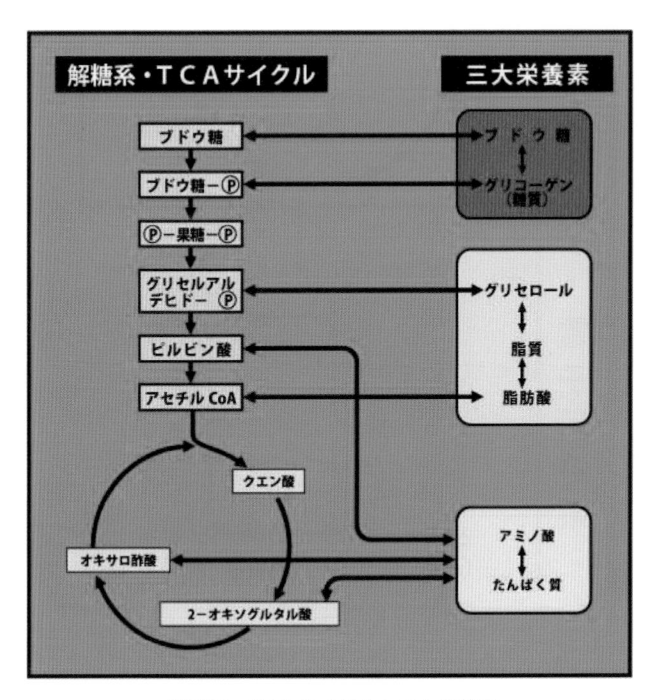

解糖系・TCAサイクルと三大栄養素

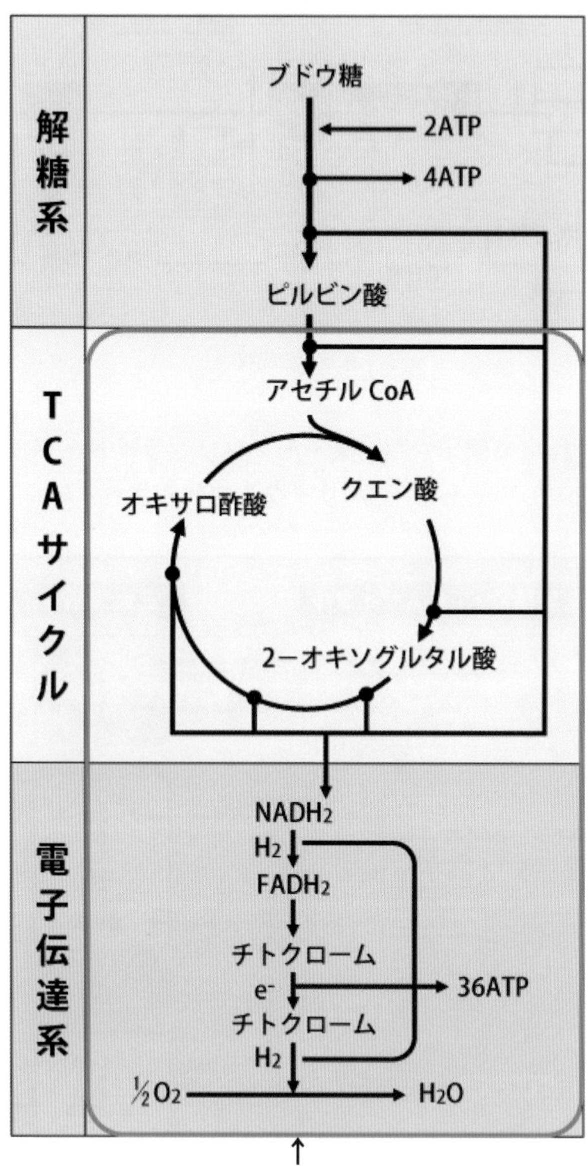

エネルギー発生メカニズム

3. 新しいたんぱく質

アミノ酸はエネルギー源としても使われますが、アミノ酸にはこの他に重要な役割がもう１つあります。

それは、たんぱく質の分解（消化）でできたアミノ酸は再び組み立てられて、その生命体特定の新しいたんぱく質につくり変えられることです。さらに、ビタミンやミネラルも、これらの細胞内反応が円滑に行われるよう酵素の補酵素などとして役立つものが多く、生体にとっては必須の物質です。

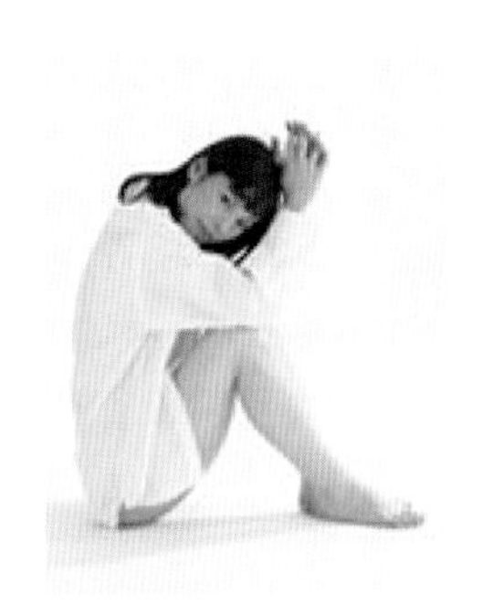

4. 核酸とたんぱく再合成

ところで、せっかくたんぱく質をアミノ酸にまで分解したものを、今度はわざわざたんぱく質に再合成するのには何か「わけ」があるのでしょうか。

そのわけが細胞の新陳代謝です。古い細胞を新しい細胞に入れ替える新陳代謝は、生命の維持には必要不可欠なものです。

ここで、A樹さんの腕の皮膚（たんぱく質）が欠損したとします。そこへB助さんの腕の皮膚（たんぱく質）を移植しようとしても、よほどの条件がそろわないかぎりうまく移植できません。それればかりか、むしろ拒絶反応（アレルギー反応）を起こす可能性が大です。

2人の皮膚のたんぱく質は似ているようでも、それぞれの皮膚を構成しているアミノ酸の種類や数、配列順序などは同一ではありません。つまり異なるたんぱく質からできている皮膚（アミノ酸配列が1か所違っただけでもたんぱく質は異なります）だからです。

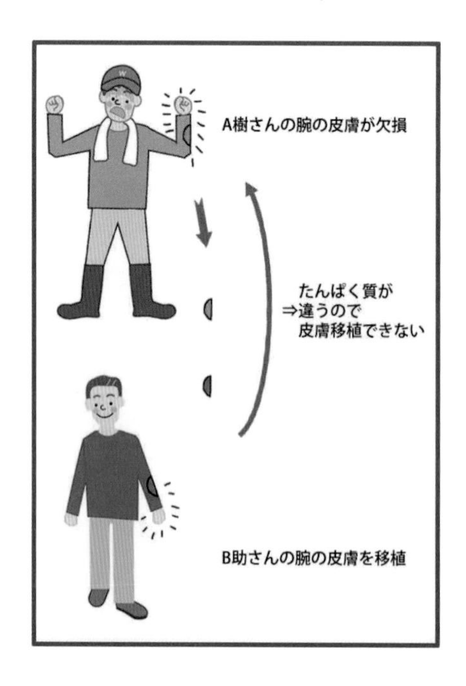

では、Ａ樹さんの腕の皮膚の欠損部をつくるのにはどうすれば…。

それには、Ａ樹さんが自分の体の他の部分から皮膚を採取して、腕の皮膚の欠損部位に皮膚移植する（植皮）か、もしくはＡ樹さんが動物や豆類などのたんぱく質を食べてアミノ酸にまで分解し、これらのアミノ酸をＡ樹さんの体の細胞の中で組み立てて、Ａ樹さんの腕の皮膚に新しくつくり変える（たんぱく合成）か、することです。

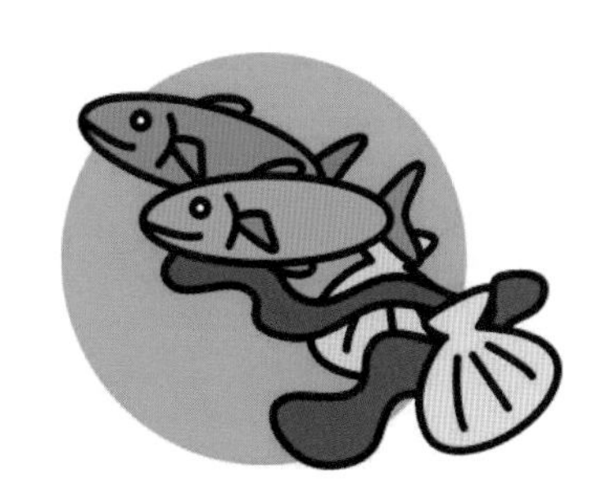

このようなたんぱく合成に携わっているのが、細胞の中の核酸と呼ばれる物質です。

核酸には、細胞の核の染色体に含まれる DNA と、細胞質や核の仁に含まれる RNA とがあります。

染色体：Chromatin（ヒストンたんぱく質＋ DNA）
DNA：Deoxyribonucleic acid
RNA：Ribonucleic acid

5. たんぱく合成

核酸（DNA、RNA）は遺伝やたんぱく合成に関わり、生命活動の基本を担い、生命体の誕生から成長、老化、死までを支配し、その生命体が生存するための必要かつ最も重要な物質です。

DNAは細胞の核内にあり、染色体を構成し、遺伝情報を伝えたり、たんぱく合成の際にはアミノ酸の配列順序（たんぱく質の構造）を規定します。

一方のRNAは、細胞質や核の仁の中にあり、染色体のDNAの情報を写し取ったり（m-RNA）、活性アミノ酸を運搬したり（t-RNA）、たんぱく合成の工場になったり（r-RNA）します。そして、DNAの情報をRNAが転写、翻訳してアミノ酸を組み立てて、特定の新しいたんぱく質をつくるのです。

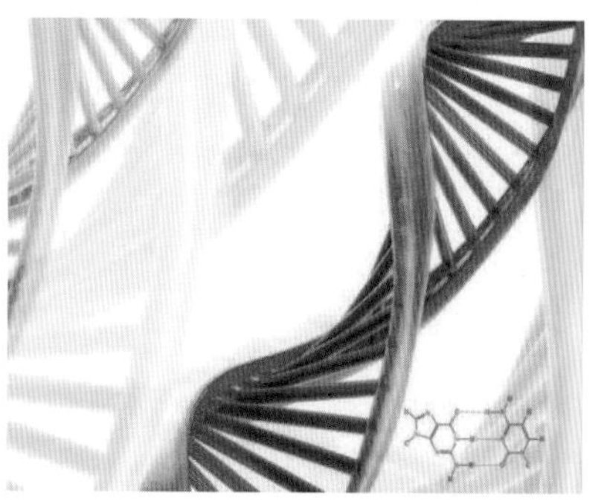

核酸（DNA）の二重らせん構造（模式図）

たんぱく合成の解説

①	DNAの一部（遺伝子部分）の結合がはずれ、二重らせんがほどける。
②	一方のDNA鎖にRNAのリボヌクレオチドが相補的に結合し、m−RNAが合成される（転写）。このm−RNAは、前駆m−RNAの不要な部分（イントロン）を除外し、エキソンを組み合わせて再構成を起こしたm−RNA。
③	m−RNAが核膜孔を抜けて細胞質に移動し、r−RNAに付着する。
④	細胞質中のt−RNAがそれぞれ特定の活性アミノ酸と結合し、r−RNAへと移動する。
⑤	r−RNAがm−RNA上を動くとき、m−RNAの情報（暗号：コドン）に対応した活性アミノ酸をもつそれぞれのt−RNAが、m−RNAの端から順にそれぞれの活性アミノ酸を連結させる（翻訳）。
⑥	r−RNAの中の連結した活性アミノ酸は停止の命令が出るまで結合し続ける。できあがったポリペプチド鎖がr−RNAから離れ、たんぱく質ができる。

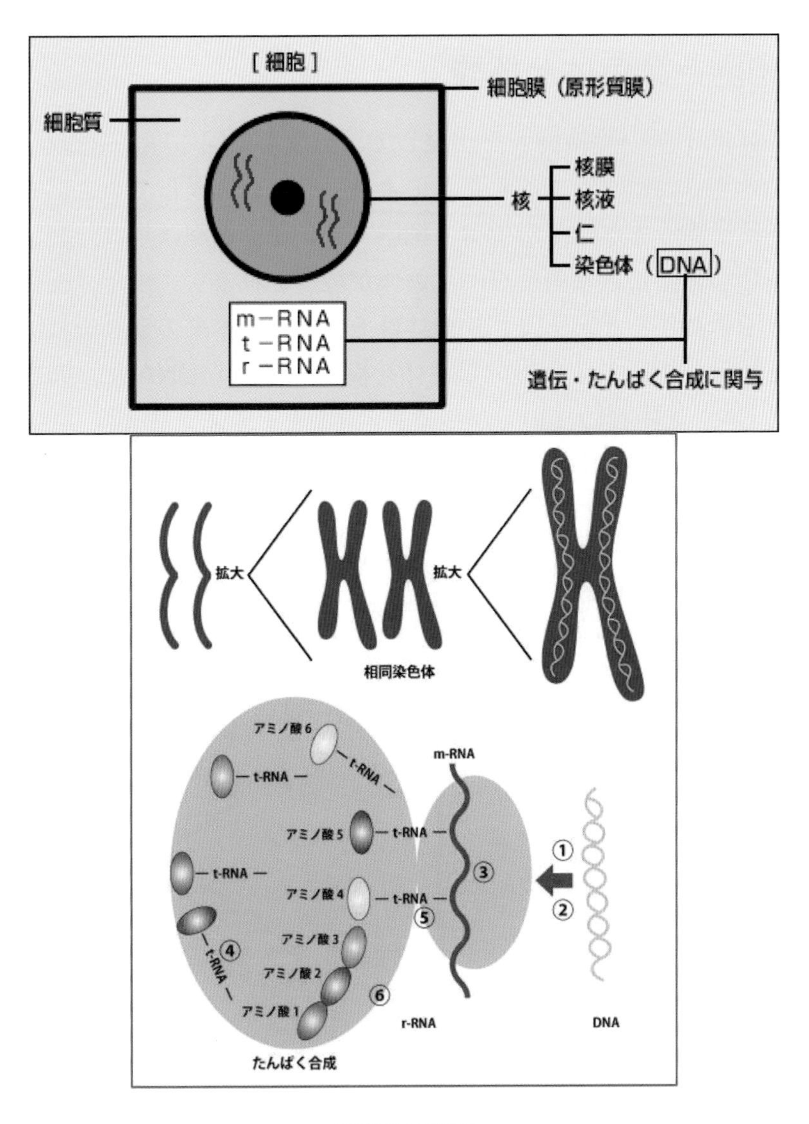

転写：Transcription
翻訳：Translasion
m -RNA：messenger RNA（伝令）
t -RNA：transfer RNA（転移）
r -RNA：ribosome RNA（リボゾーム）

6. 細胞と染色体と核酸

生命体は１個の受精卵から出発して、分裂を何回も繰り返しながら、組織をつくり、器官をつくることにより生命体が完成していきます。

生命体を構成する最小単位は、細胞です。古い細胞は常に分裂して生じた新しい細胞と入れ替わり、生命体が維持されます。また、細胞が何回も分裂したからといって、生命体はその生命体本来の姿は失われません。それは、細胞の核の中の染色体を構成しているDNAが、間違いなく同じDNAを複製しているからです。

生命体の基本的な働きは、まず自分と同じものをつくり子孫を増やすことです（遺伝）。次に生命体を維持するために、新陳代謝（たんぱく合成）を行うことです。

では、これらに携わり遺伝やたんぱく合成を司る核酸（DNA、RNA）とはどういうものなのか。また、それはどのような構造をしているのか。

ミクロの世界の核酸をチョコットのぞいてみましょう。

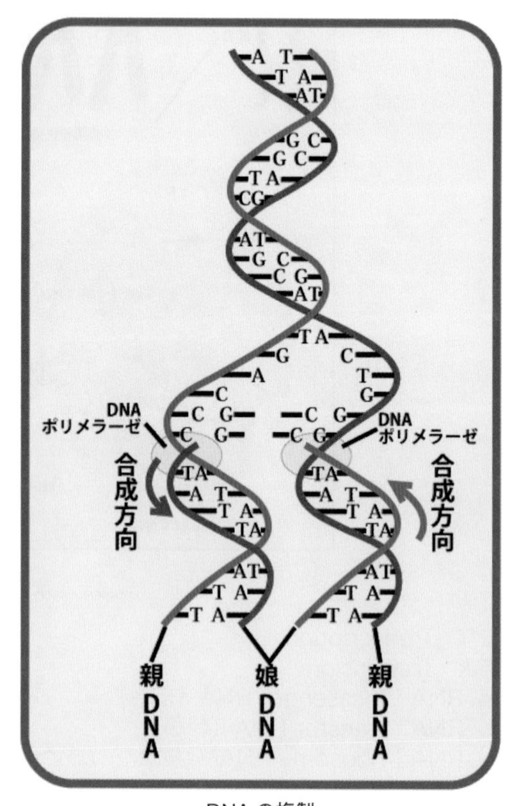

DNAの複製

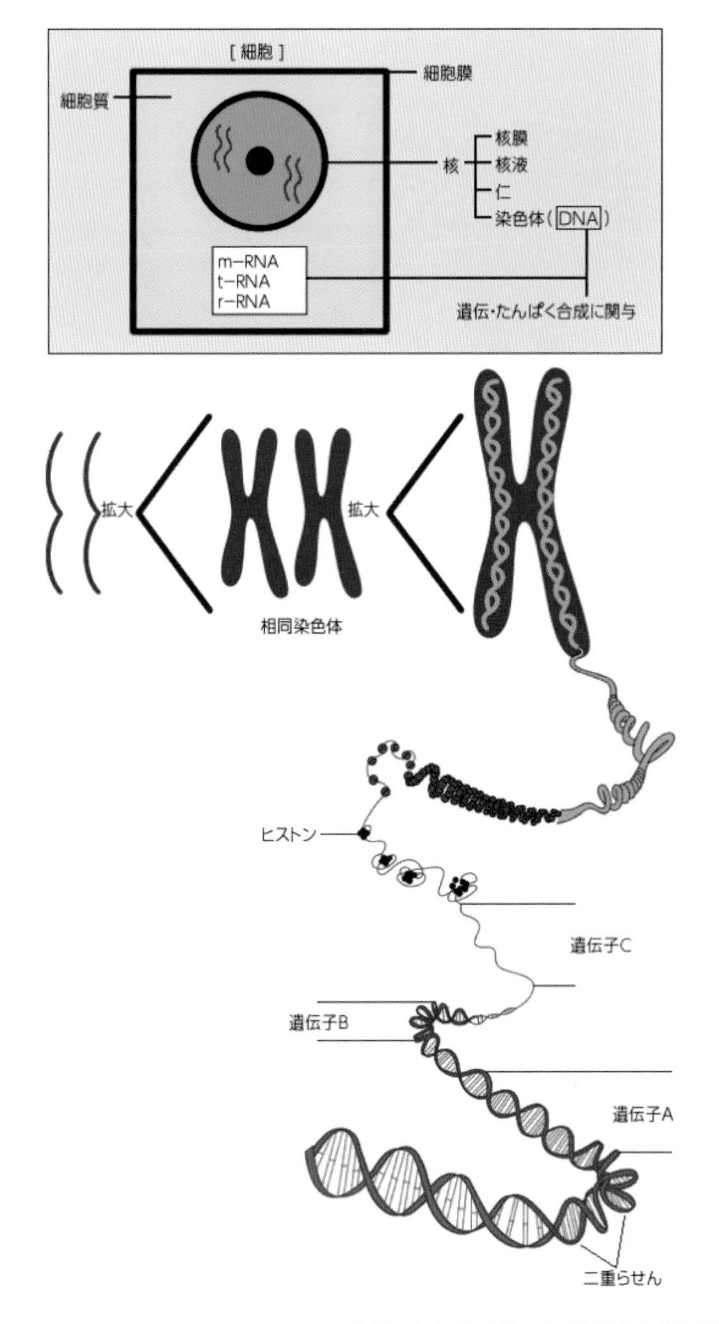

参考）本庶 佑「ゲノムが語る生命像」講談社

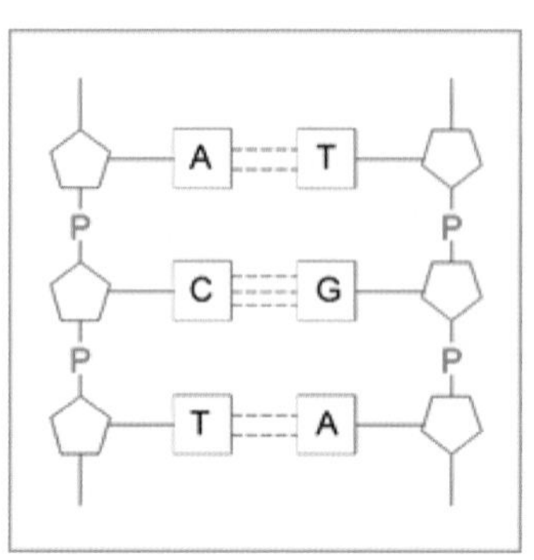

細胞と染色体と核酸（DNA）（模式図）

遺伝形質を伝える染色体は主にヒストンというたんぱく質と DNA とから構成され、クロマチンと呼ばれることもあります。

DNAとRNA

	DNA	RNA
分布	細胞核	細胞質、細胞核の仁
機能	細胞分裂時に染色体を形成し遺伝形質を伝える。	たんぱく合成に関与。 <m-RNA> DNAからの情報を写しとり、たんぱく質のアミノ酸配列順序を伝達、規定する。 <t-RNA> 活性アミノ酸をリボゾーム上へ運搬する。 <r-RNA> t-RNAで運ばれた活性アミノ酸を結合させてたんぱくを合成する工場。

核酸構成成分のプリン塩基にはアデニンとグアニン、ピリミジン塩基にはシトシン、チミンとウラシルがあります。

核酸の構成成分

	RNA	DNA
リン酸	H_3PO_4	H_3PO_4
プリン塩基	**アデニン（A）** **グアニン（G）**	**アデニン（A）** **グアニン（G）**
ピリミジン塩基	**シトシン（C）** **ウラシル（U）**	**シトシン（C）** **チミン（T）**
五炭糖	**リボース**	**デオキシリボース**

さらに塩基と五炭糖の結合したものをヌクレオシドといい、ヌクレオシドとリン酸（H_3PO_4）の結合したものがヌクレオチドといわれます。

ヌクレオチドの多数連なったもの（重合体）が核酸であり、ヌクレオチドは核酸を構成する基本単位なのです。

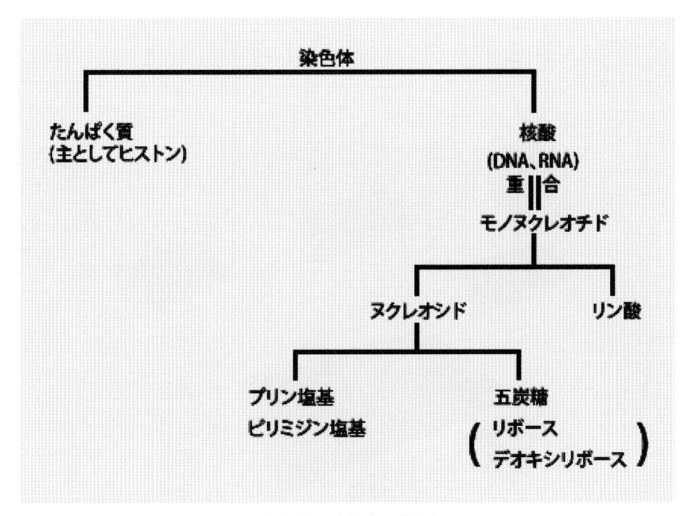

染色体と核酸と塩基

そして、1 個の遺伝子は長い DNA 上のほんの一部に含まれ点在しています。遺伝子の本体は DNA ですが、DNA のすべてが遺伝子とは限りません。

ヒトの場合、遺伝暗号を持った遺伝子は DNA 全体の 2%と考えられていて、残りの DNA の 98%は DNA のゴミ（ジャンク）、トレジャー（宝物）DNA ともいわれています。

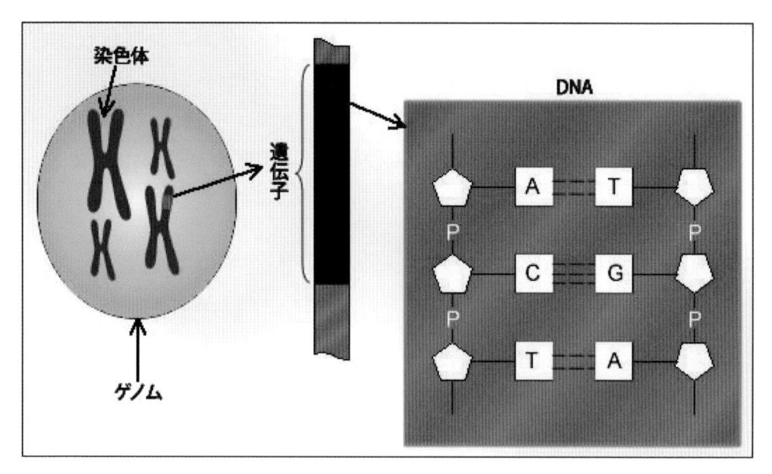

DNA、染色体、遺伝子、ゲノムは、よくカセットテープにたとえられます。

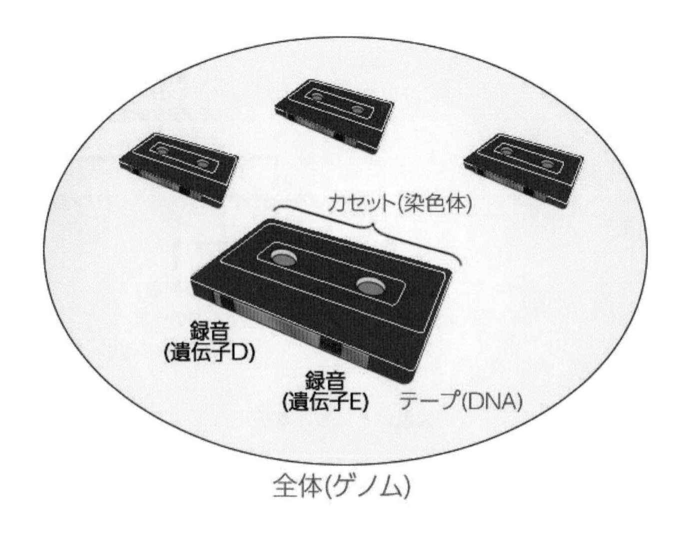

【DNA】　遺伝情報が書き込まれた遺伝子を含む物質→ 100% DNA（テープ）
【染色体】 DNA とヒストンなどのたんぱく質からなる物質（テープが収納されているカセット）
【遺伝子】 遺伝情報が書き込まれた遺伝子→ 2% DNA/ 全 DNA（テープのうち録音されている部分）
【ゲノム】 特定の生命体が持つ、すべての遺伝子の情報（何個かのカセットテープ全体）
【DNA のゴミ】トレジャー DNA=DNA−遺伝子（100−2 ＝ 98%）

DNA のゴミ（トレジャー DNA）

遺伝子ではない部分、DNA の残りの 98% は、これまでは「何の役割もない DNA のゴミ」といわれていましたが、全 DNA の 2%の遺伝子以外の残り 98% の「ゴミ」領域の解析を進めた結果、DNA のゴミと呼ばれてきた領域には、私たちの姿形、性格、才能など、さまざまな個性を決める重要な情報が存在していることが次々と明らかになってきました。

さらに、98% の DNA のゴミの中には病気から体を守る DNA も見つかり始め、タバコから肺を守る力を高める DNA や、がんを防ぐ力を高める DNA、アルツハイマー病を抑え込む DNA、アレルギーの発症に関連する DNA など、健康や長寿の鍵を握るような DNA も DNA のゴミといわれていた 98% の部分に潜んでいると……。そして、ゴミの DNA の働きがわかれば、それを元に薬や治療法を見出すことができ、難病に苦しむ多くの人を救える日が来る、とも。

（NHK スペシャル　シリーズ人体Ⅱ「遺伝子」あなたの中の宝物“トレジャー DNA”より）

う〜ん　むずかしいな〜！
でも　がんばろう〜!!

クロマチン：Chromatin
プリン塩基：Purine base
アデニン：Adenine
グアニン：Guanine
ピリミジン塩基：Pyrimidine base
シトシン：Cytosine
チミン：Thymine
ウラシル：Uracil
五炭糖：Pentose
ヌクレオシド：Nucleoside
リン酸：H_3PO_4
ヌクレオチド：Nucleotide
遺伝子：Gene
ゲノム：Genome
トレジャーDNA：treasure（宝物）DNA
DNAのゴミ：junkDNA

7. 核酸の代謝

核酸の構成成分プリン塩基の最終代謝産物の尿酸は肝臓や骨髄、筋肉などが産生し、腎臓から尿とともに、また、腸管からも排泄され、ピリミジン塩基はアセチル CoA やサクシニル CoA に代謝されてから TCA サイクルに入ります。

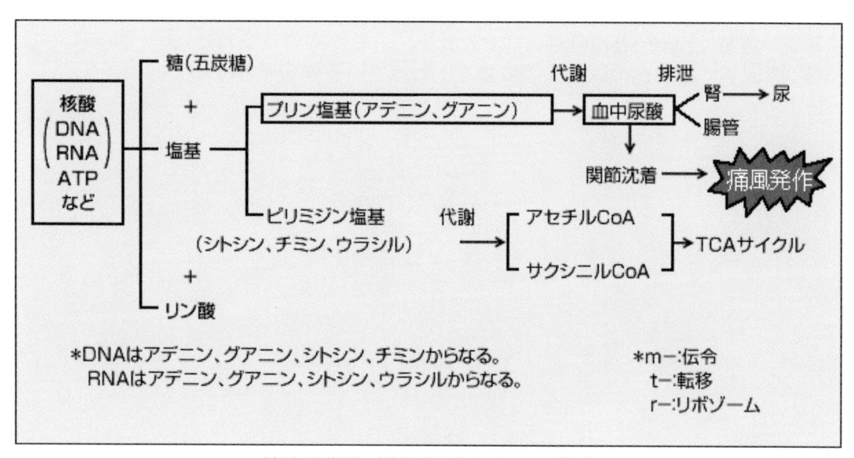

核酸の代謝（痛風発症のメカニズム）

痛風を引き起こす高尿酸血症はこれまで、腎臓からの尿酸排泄機能が低下するタイプと体内で尿酸が過剰に産生されるタイプとが知られていましたが、小腸など腸管への排泄機能が低下すると尿酸が体内に溜まるという重要な第３のタイプがあることがわかりました。

東京薬科大学などの研究チームが英科学誌「Nature Communications」2012年４月３日号に発表。

尿酸は、ほとんどが腎臓と腸管から体外に排泄されます。１つの遺伝子（ABCG2）が変異を起こして働かなくなると、腸管からの尿酸排泄量が低下して尿酸が体内に溜まります。そして、腎臓よりもむしろ腸管への尿酸排泄機能が低下することが、高尿酸血症の主要な原因の１つであることが発見されました。この第３のタイプの高尿酸血症を引き起こすメカニズムの発見によって、新たな視点からの痛風の予防法や治療薬の開発が大いに期待されるといわれています。

アセチル CoA：Acetyl-CoA
サクシニル CoA：Succinyl-CoA
プリン塩基：purine base（アデニン、グアニン）
ピリミジン塩基：pyrimidine base（シトシン、チミン、ウラシル）
ABCG2 遺伝子：腸管への尿酸排泄に強く関わっている遺伝子

8. 遺伝

なぜ、子供は両親に似るのか。目の色とか背の高さなどが両親から子供に伝わるということは、古くから知られていました。

子供は、部分ごとに特徴を両親から受け継いでいると考えることができます。両親の特徴が子供に伝わることを「遺伝する」といいます。遺伝を司っているのは細胞核の中の染色体、その中の DNA 上にある遺伝子で、遺伝形質の決定に働く構造単位（DNA 全体の 2%）です。

遺伝子は両親から半分ずつ受け継がれます。細胞が遺伝子の情報に基づいていろいろなたんぱく質を合成し、このたんぱく質によって体が形づくられ、さまざまな生命活動が営まれます。

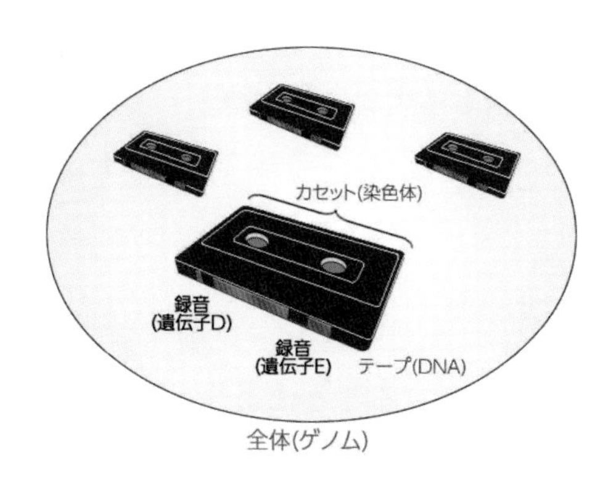

（1）体細胞分裂

体細胞分裂をすることによって、１つの細胞から全く同じ細胞が２つつくられます。そのとき、染色体数は変化しません。

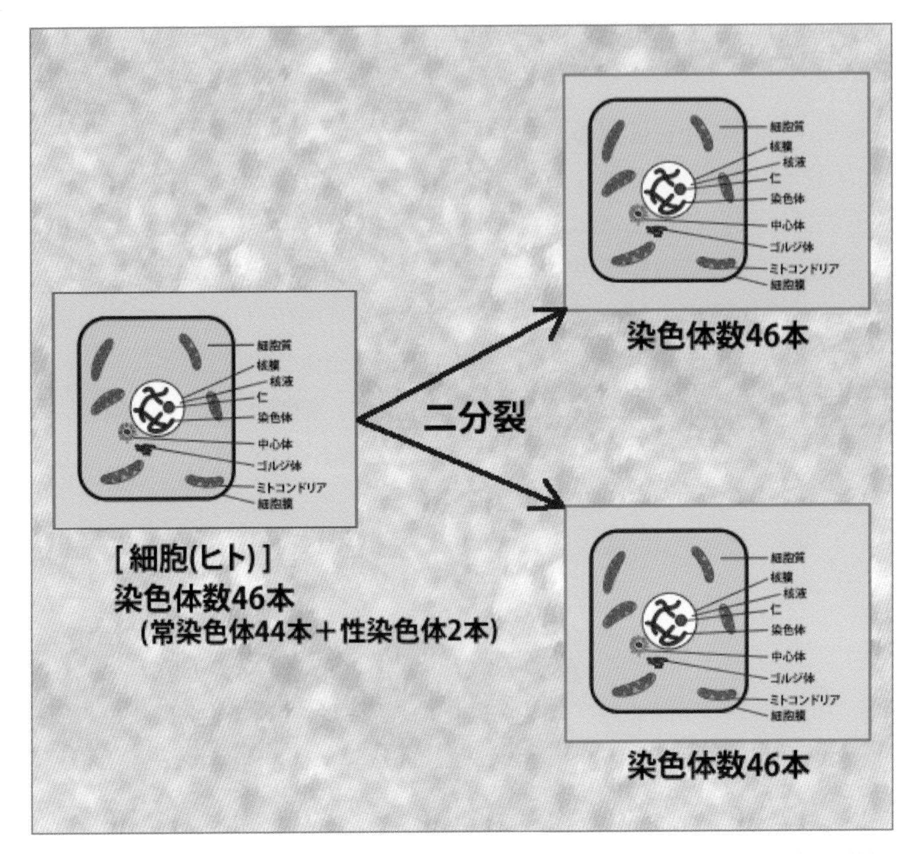

生命体は体細胞分裂をすることにより、単細胞生物は個体の数を増やし、多細胞生物は細胞の数を増やして成長しながら身体をつくります。また、身体ができてしまった後も、細胞には寿命があるので古くなった細胞を捨て、分裂することにより生まれ変わった新しい細胞を補充します（新陳代謝）。

（2）減数分裂

生命体の細胞の染色体数は常に一定に保たれています。これは、生殖細胞（精子や卵子など）ができるとき、染色体は半分に減数しますが、受精することにより再びもとの数に戻るからです。

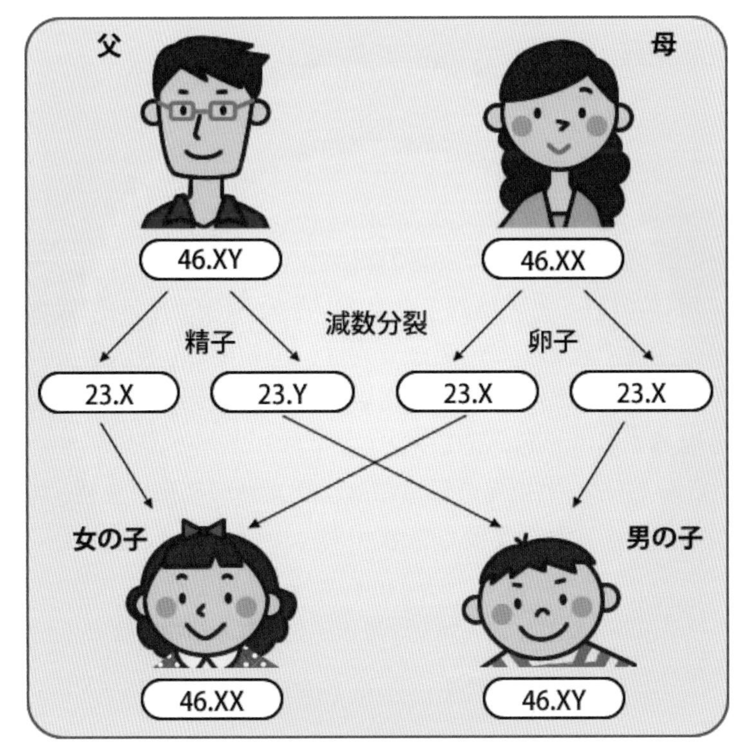

[46.XY]や[46.XX]は染色体数が**46 本**（常染色体 **22 対 44 本**＋性染色体 **2 本**）を

[23.Y]や[23.X]は常染色体 **22 本**と性染色体 **1 本**（X または Y）を

XY または XX は性染色体を表します

両親から子供に伝えられる特徴を「形質」といいます。

ヒトの細胞の中には「遺伝子」があり、この遺伝子が両親の生殖細胞（精子と卵子）を通じて子供に伝わります。

そして、子供に伝えられた遺伝子の中から必要な遺伝子が働くと形質が現れ、外見ばかりでなく性格や体力、気力、素質なども両親から子供に継承されるのです。

(3) 突然変異

アイスランドのカーリ・ステファンソン教授は「突然変異は誰にでも起きている」といっています。

新しい命は、父親と母親2人のDNAを引き継いで誕生するばかりでなく、そこへ必ず、およそ70個の新たな突然変異が生じる。そのほとんどは、DNAのゴミと呼ばれてきたDNAの98%の部分で起きている。

わずか一世代で起こるこの突然変異は、両親にない全く新しい能力をもたらす新しい可能性が秘められている。いい換えれば、これが人間の多様性の根源であるともいえる…と。

また、このDNAの98%の領域には、私たちの姿形、性格、才能など、さまざまな個性を決める重要な情報が潜んでいることが明らかになってきました。

(NHKスペシャル　シリーズ人体Ⅱ「遺伝子」あなたの中の宝物“トレジャーDNA”より)

(4) 進化とDNAスイッチ

親のDNAの状態は一世代限りのもので、次の世代には決して引き継がれないとされてきましたが、最先端の研究によって、親が「経験によって獲得した性質や体質」の一部が次の世代に遺伝する可能性が明らかになってきています。つまり、生まれもったDNAは基本的に一生変化しないという、これまでの常識に対して、親の体細胞の遺伝子の働きが生活習慣によって変わり、その遺伝子の働きを変えるしくみこそがDNAスイッチ(DNAメチル化酵素が深く関与)といわれています。つまり、生まれた後にも自在に変化するしくみがあり、遺伝子の働き方が変わるということがわかってきました。

生活習慣という「環境」に日々さらされ、その環境に応じて遺伝子の働きをダイナミックに変化させる「環境応答」という機能を持っているのです。「遺伝子が運命を決める存在」という見方は過去のものになりつつあります。

長い時間をかけて環境に適応する進化。そして、急激な気温の変化や飢餓など、短期間の環境の変化を乗り越えるDNAスイッチ。その組み合わせによって、私たち人類は生き延びてきたと考えられています。そして、その遺伝子を未来へと引き継いでいくのです。…とも。

(NHKスペシャル　シリーズ人体Ⅱ「遺伝子」第２集“DNAスイッチ”が運命を変える より)

第5章
脳内神経伝達物質のチョコット知識

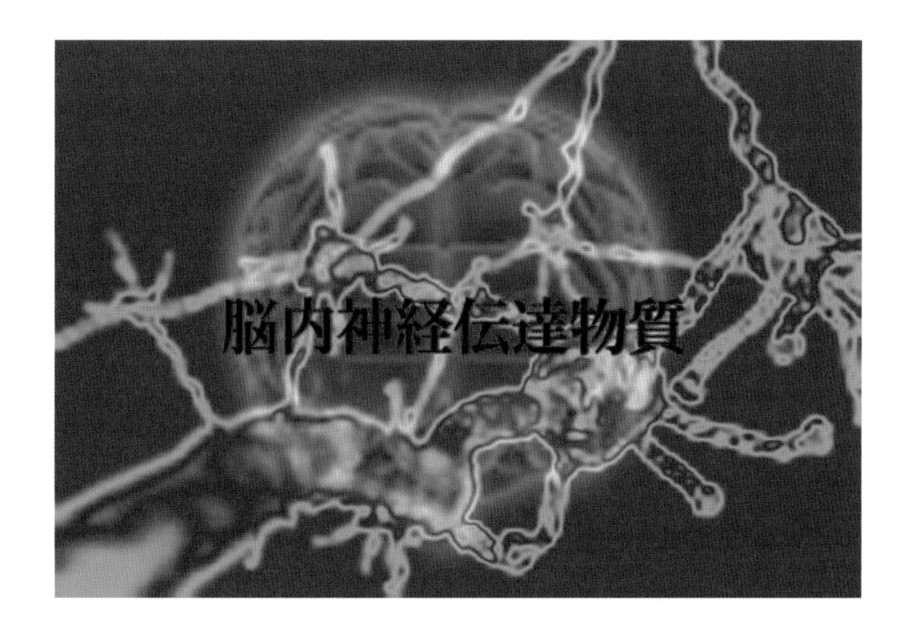

脳や神経の働きは不思議なものです。
アルツハイマー病やパーキンソン病、
パニック症候群などに関わっている神経と
脳内神経伝達物質についてチョコット。

1. 神経伝達物質とホルモン

統合失調症やそう病、うつ病などは、脳内神経伝達物質の分泌量の均衡が崩れたために起こる病気といわれています。

脳内神経伝達物質の分泌の微妙なバランスをとることで、ヒトは平常心でいることができます。

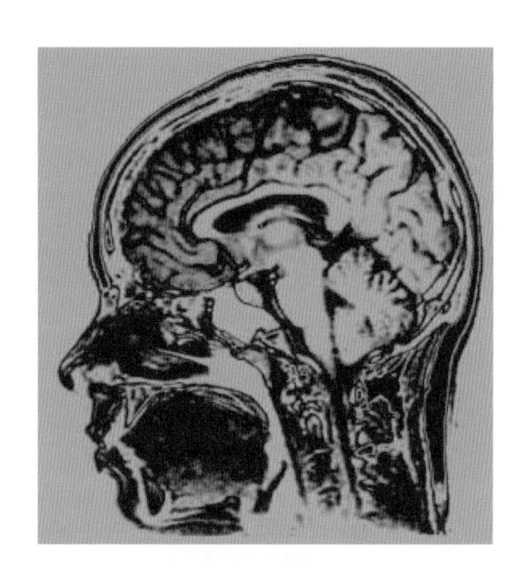

神経伝達物質と内分泌器官から分泌されるホルモンは、どちらも体内でつくられ、情報伝達を担う化学物質なので、基本的には同じものです。

神経細胞間隙（シナプス）で情報伝達を行っているものを神経伝達物質と呼び、血液中に放出されて情報を伝達するものをホルモンと呼んでいます。

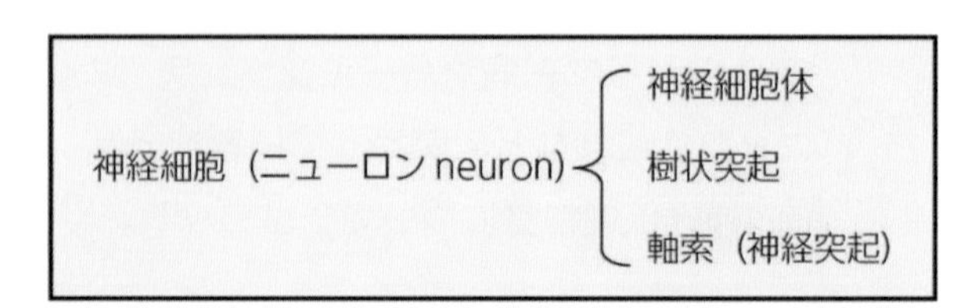

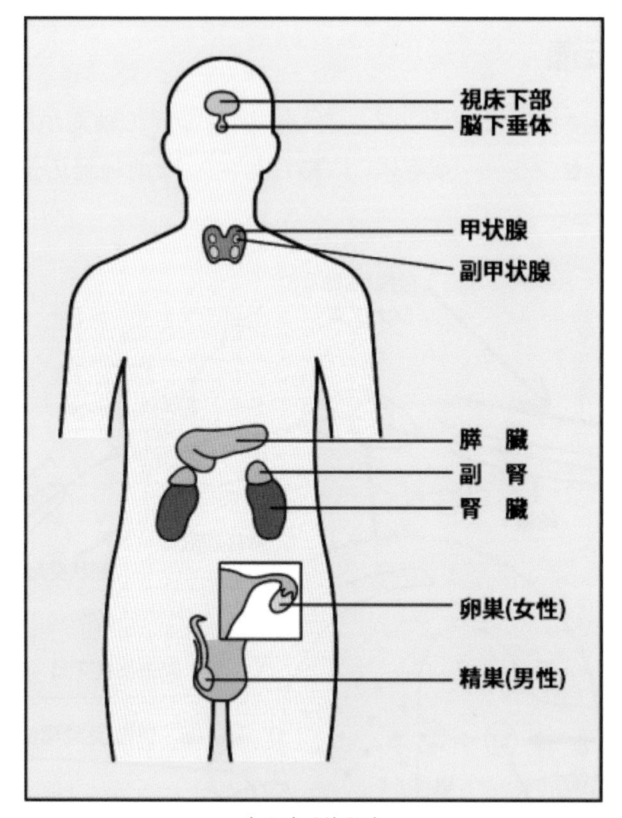

主な内分泌器官

そして、ホルモンの分泌と自律神経をコントロールしているのは、大脳の下にある間脳です。

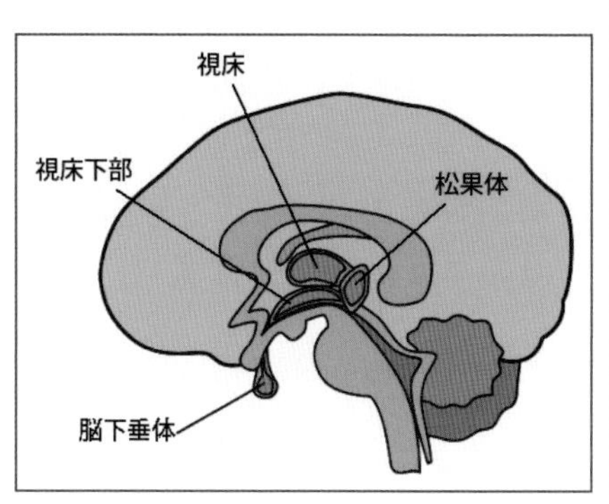

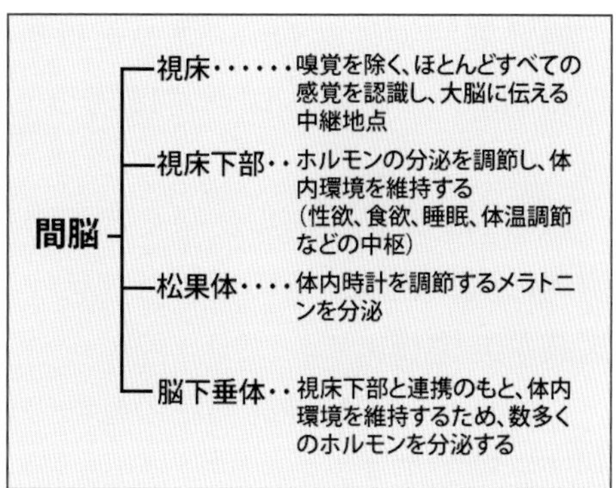

2. 情報伝達

脳内神経伝達物質はシナプスを渡り、節前神経の軸索から節後神経の樹状突起のレセプター（受容体）に結合して、節前神経の情報を節後神経に伝えます。

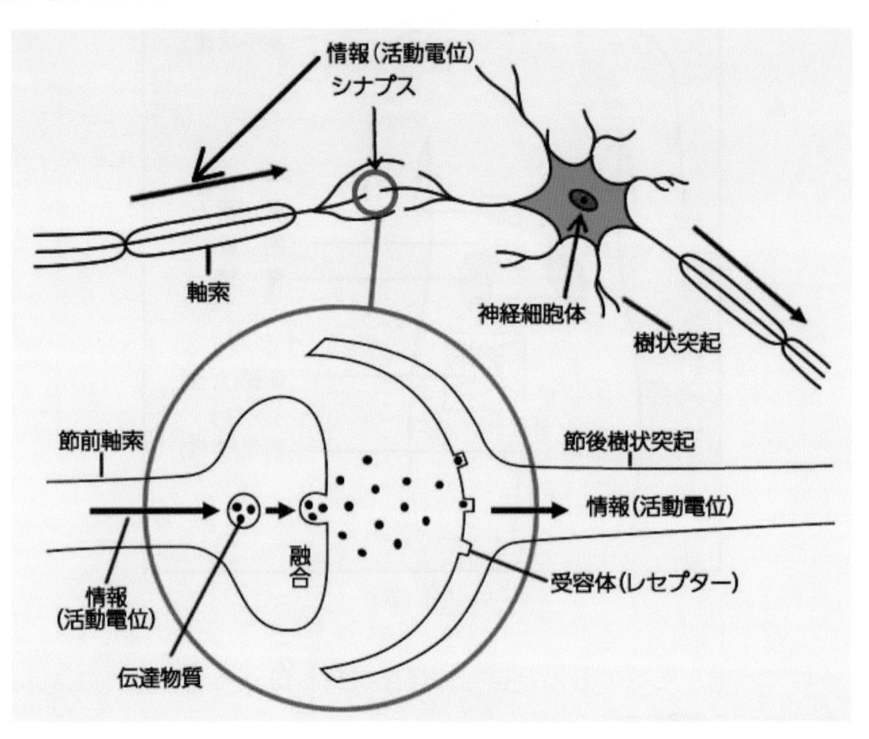

神経細胞膜にはNaイオンだけを通過させるNaチャンネルがあり、このNaチャンネルは通常は閉じていますが刺激されると開く性質を持っています。

このNaチャンネルが開くと細胞外にある大量のNaイオンが神経細胞内に流れ込み、その場所だけプラス、マイナスの電位が逆転し、パルス波が発生します。

このパルス波が神経細胞の軸索の表面に沿って次々と発生していくのが活動電位です。

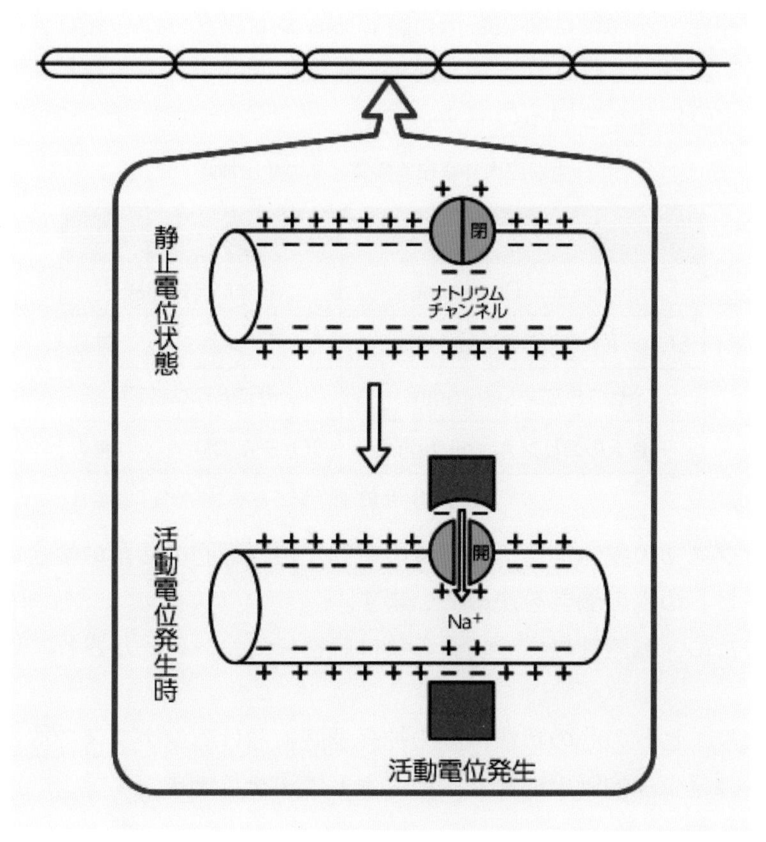

活動電位

活動電位が神経細胞の軸索終末に届くと、シナプスにおいて今度は軸索終末にある Ca チャンネルが開き Ca イオンが流入。

Ca イオンが軸索終末に流入すると同時に軸索終末から神経伝達物質が放出されます。

神経伝達物質がシナプスの別の神経細胞の樹状突起にあるレセプターに結合すると、樹状突起にある Na チャンネルが開き、神経細胞内に Na イオンが流入し、再び活動電位が発生。

そして、神経細胞の軸索の表面を活動電位が衰えることなく、迅速かつ正確に伝達されていきます。

脳内神経伝達物質は情報を伝え終わるとレセプターから離れ、ただちに酵素によって分解されるか節前神経軸索に回収され、刺激が長引くのを防ぐようになっているのです。

主な脳内神経伝達物質とその放出神経

伝達物質	放出神経
ドーパミン Dopamine	ドーパミン神経
ノルアドレナリン Noradrenaline	ノルアドレナリン　神経
セロトニン Serotonin	セロトニン神経
アセチルコリン Acetylcholine	アセチルコリン　神経

参考）生田 哲「脳をあやつる物質」講談社

シナプスでの脳内神経伝達物質の挙動が神経細胞の興奮の度合い、すなわちヒトの脳の働きを決めています。

このため、脳内神経伝達物質の量は厳密にコントロールされているのです。

つまり、ヒトの心の状態は脳の神経細胞におけるシナプスで放出される脳内神経伝達物質の性質と量とによって決まります。

脳内神経伝達物質と疾患

伝達物質	ニューロン軸索からの放出が多すぎる	ニューロン軸索からの放出が少なすぎる
ドーパミン	統合失調症	パーキンソン病（症候群）
ノルアドレナリン ドーパミン セロトニン	不安　そう病	うつ病
アセチルコリン	パーキンソン病（症候群）	アルツハイマー病

参考）生田 哲「脳をあやつる物質」講談社

シナプス：synapse（軸索と樹状突起のわずかなすき間）
レセプター：receptor（受容体）
活動電位：インパルス

3. 主な神経伝達物質

主な神経伝達物質には、次のようなものがあります。

＊アミノ酸類

〇グルタミン酸（興奮性の神経伝達物質）

〇アスパラギン酸（興奮性の神経伝達物質）

〇γーアミノ酪酸（ギャバ：抑制性の神経伝達物質）

〇グリシン（抑制性の神経伝達物質）

＊モノアミン類

◎カテコールアミン類

〇ドーパミン（興奮性の神経伝達物質）

〇ノルアドレナリン（興奮性の神経伝達物質）

〇アドレナリン（興奮性の神経伝達物質　恐怖、やる気に関係）

◎インドールアミン

〇セロトニン（調整役の神経伝達物質）

〇メラトニン（松果体から分泌される体内時計に関与）

＊神経ペプチド（麻薬様物質）

〇エンドルフィン（内因性鎮痛系に関わり、多幸感をもたらす）

〇エンケファリン（内因性鎮痛系に関わり、多幸感をもたらす）

＊コリンの酢酸エステル化合物

〇アセチルコリン（興奮性の神経伝達物質）

(1) ドーパミン

「快感のホルモン」と呼ばれるドーパミンは、A10（腹側被蓋野）やA9神経核（黒色緻密部）などが放出する神経伝達物質で脳内に広く分布し、攻撃性・創造性・統合失調症・パーキンソン病に深く関与している神経伝達物質です。

ドーパミンは快感と陶酔感を与える物質といわれ、ドーパミンがシナプスに過剰に放出されると統合失調症に特有の症状の幻聴・幻覚・誇大妄想などが現れます。

さらに、持続的にギャンブルを繰り返す病的賭博や病的性欲亢進（リビドー亢進）などの衝動制御障害を生じることもあります。

反対に、シナプスにドーパミンが不足すると顔の表情がなくなり、自分の意思で自由な筋肉運動ができなくなり、そして、手や足が震えて、前かがみになって足を引きずるようにして歩くパーキンソン病やパーキンソン症候群のような症状が出現します。

また、ドーパミンは、プロラクチン（授乳、不妊症）の分泌量を下げる働きも持っています。

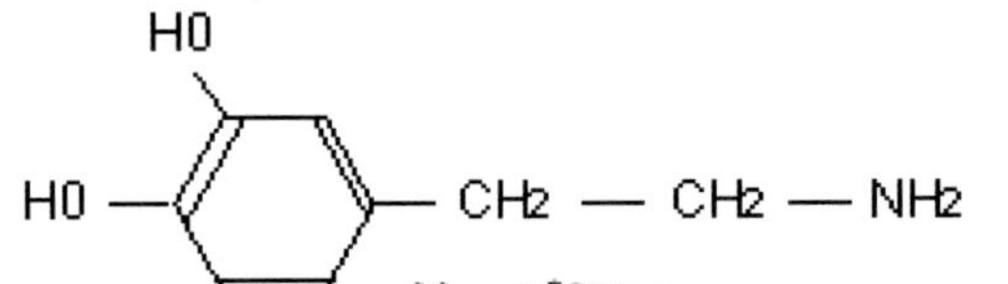

HO
HO — (benzene ring) — CH_2 — CH_2 — NH_2
ドーパミン

(2) ノルアドレナリン

「怒りのホルモン」と呼ばれるノルアドレナリンは、脳内に広く分布していて、うつ・幸福感・不安など情動に深く関与し、目覚めや集中力、積極性を養ったり、痛みを取る働きをする神経伝達物質です。

シナプスにノルアドレナリンが過剰になると興奮状態が続き、ソワソワして落ち着きがなくなり、不安でいてもたってもいられないというそう病の症状が現れます。さらに、そう状態では睡眠時間が減り、行動が活発になり、また他人を攻撃したり怒りっぽくなったりするばかりでなく、性欲が亢進して見境のない性行動（リビドー亢進）に走ります。これは本人が傷つくばかりでなく、周りにも迷惑をかけます。

反対にシナプスにノルアドレナリンの放出が少ないと強い悲しみや失

望感のために喜びがほとんど感じられず、意欲が低下し、あらゆることに興味や関心がなくなってしまううつ病になります。

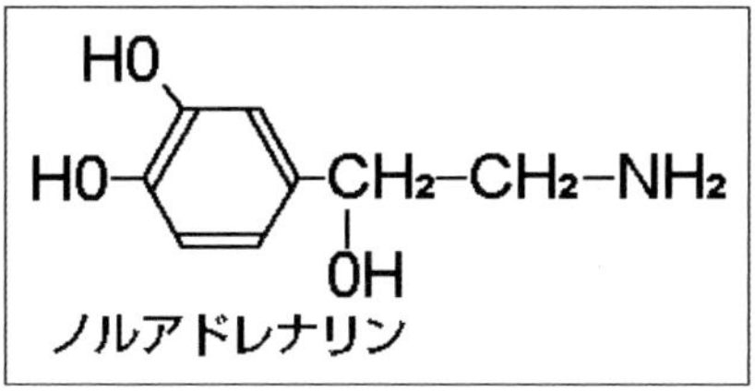

ノルアドレナリン

(3) セロトニン

ドーパミンとノルアドレナリンの舵取りホルモンと呼ばれるセロトニンは、脳内に広く分布していて、覚せい・睡眠などの生体リズムや情動に深く関与している神経伝達物質です。

シナプスにセロトニンの量が多すぎると脳が興奮しすぎて（そう状態）平常ではいられなくなり、逆にセロトニンがシナプスに不足すると食欲や性欲は亢進するが、気分は低下（うつ状態）することが知られています。

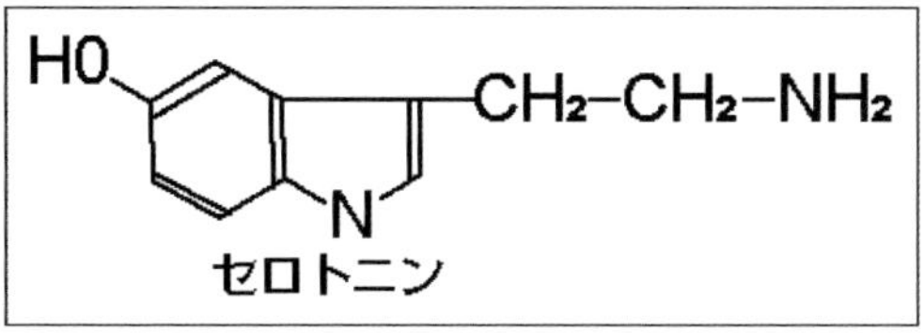

セロトニン

セロトニンにはドーパミンやノルアドレナリンの働きを調節して不安感をなくし、精神を安定させ、落ち着かせる作用もあります。また、突然心臓がドキドキして息がつまりそうになり、冷や汗をかいて全身に震えが来るような症状、あるいは原因がないのにいきなり激しい不安感に見舞われる発作、さらに発作時以外でも強い恐怖感に襲われるような意識の現象などを引き起こすパニック症候群も、脳内セロトニンの不足から現れる病状と考えられています。
　さらに、歯に根本的な原因がないのに歯に痛みを感じる難治性歯痛は、非歯原性歯痛とも呼ばれ注目され始めていますが、これもセロトニンとノルアドレナリンが何らかの原因で減少した場合に痛みが起こることがあるといわれています。
　セロトニンとノルアドレナリンには痛みを調節する作用もあるので、非歯原性歯痛にはこれらの物質を増やす抗うつ薬の治療効果が期待されています。

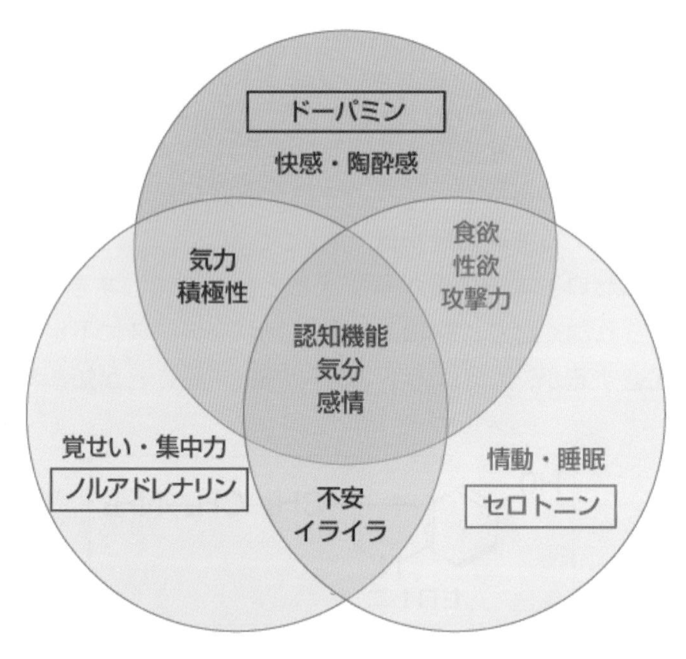

ドーパミン、ノルアドレナリン、セロトニンの役割

(4) アセチルコリン

アセチルコリンは記憶に関与し、アルツハイマー病の治療薬としても注目を集めています。

アセチルコリンがシナプスを渡り、レセプターに結合すると覚せい・学習・記憶などの脳の働きが強まります。

アルツハイマー病のヒトの脳を調べると、大脳皮質でアセチルコリンの濃度がかなり低いことが確認されています。

大脳皮質は高度な思考や判断を担っているので、大脳皮質で記憶・学習・認識に関わるアセチルコリンが不足すれば、物忘れや新しいことが覚えられなくなったり、さらには自分が誰だかも認識できないといった深刻なアルツハイマー病の症状が現れます。

しかし、アセチルコリンの濃度が過剰になると、アセチルコリン神経の興奮が高まり、この興奮が視床→運動野→脊髄→筋肉と伝わる結果、パーキンソン病に特有の手足の震えやぎこちない体の動きが現れてきます。

$(CH_3)_3N—CH_2—CH_2—O—CO—CH_3$

アセチルコリン

また、アセチルコリンを神経伝達物質としている神経をコリン作動性神経と呼びますが、ムスカリン性アセチルコリン受容体（ベニテングタケに含まれる物質）にアセチルコリンが結合すると、ムスカリン様作用の血圧降下や心拍数低下、気管支収縮、縮瞳などが起こります。

アセチルコリン受容体 ─┬─ **ムスカリン性アセチルコリン受容体**
　　　　　　　　　　　　 └─ **ニコチン性アセチルコリン受容体**

しかし、ベラドンナの含有するアトロピンはムスカリン性受容体を遮断します。

さらに、ニコチン性受容体にタバコに含まれるニコチンが結合すると、ニコチンはアセチルコリンと同様の働きをします。

ただ、アセチルコリンはムスカリン様作用は強いがニコチン様作用は弱いため、通常はムスカリン様作用のみが見られるとのことです。

コリン作動性神経

- 副交感神経の節前繊維端末。節後繊維端末。
- 交感神経の節前繊維端末。
- 一部の交感神経（汗腺を支配する交感神経など）の節後繊維端末。
- 運動神経と骨格筋の接合部。
  （運動神経の興奮を筋肉に伝える部分）

（5）ギャバ

ギャバ（ガンマーアミノ酪酸）はアミノ酸の１つで、主に抑制性の神経伝達物質として機能しています。

ギャバを放出するギャバ神経は脳全体に広がり、脳のなだめ役といってもよく、神経伝達を抑制するブレーキの役割をするので、ギャバの量が脳内に増加すると、鎮静、抗けいれん、抗不安作用が亢進します。

$$H_2N—CH_2—CH_2—CH_2—COOH$$

ギャバ

4. 脳内神経伝達物質のバランス

脳内で神経伝達物質のバランスがとれていれば、ヒトは平常心を維持することができます。

しかし、バランスが崩れると心の病が発症します。

ヒトの心の病を治すために、崩れたバランスを取り戻すような脳内神経伝達物質の量を、多くしたり少なくしたりすることができればよいのですが…。

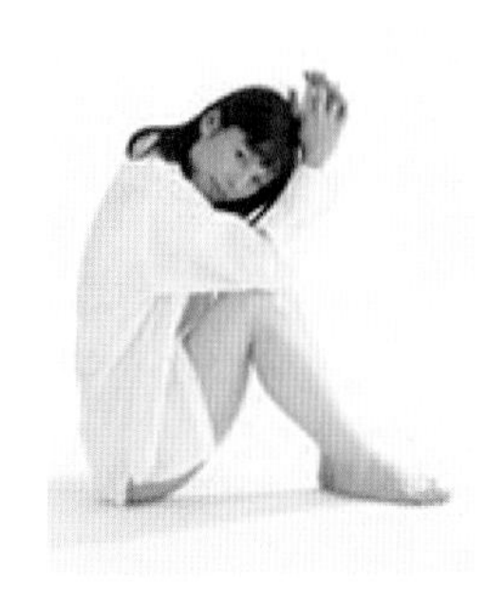

向精神薬や覚せい剤は一般にこれらの脳内神経伝達物質と部分的に類似した構造を持っているので、血液 - 脳関門（B.B.B.）を通過して脳内神経伝達物質をかく乱するのです。

麻薬や覚せい剤などの薬物使用によって一時的に得られる多幸感や快感をまた得ようとするため（精神的渇望）、または薬物投与を中断することによって生じる苦痛から逃れようとする（肉体的離脱症状）ため、薬物を欲するようになる状態を「依存」といいます。

さらに依存性のために、その薬物の服用を続けて、健康が害される状態を「中毒」といいます。

ところで、脳内神経伝達物質のバランスが崩れやすいヒトは勤勉、まじめ、努力家に多いといわれています。

あわてず、あせらず、のんびりと手抜きをしながらゆとりのある生活をしましょう。

規則正しい食生活
適度な運動
上手なストレス解消

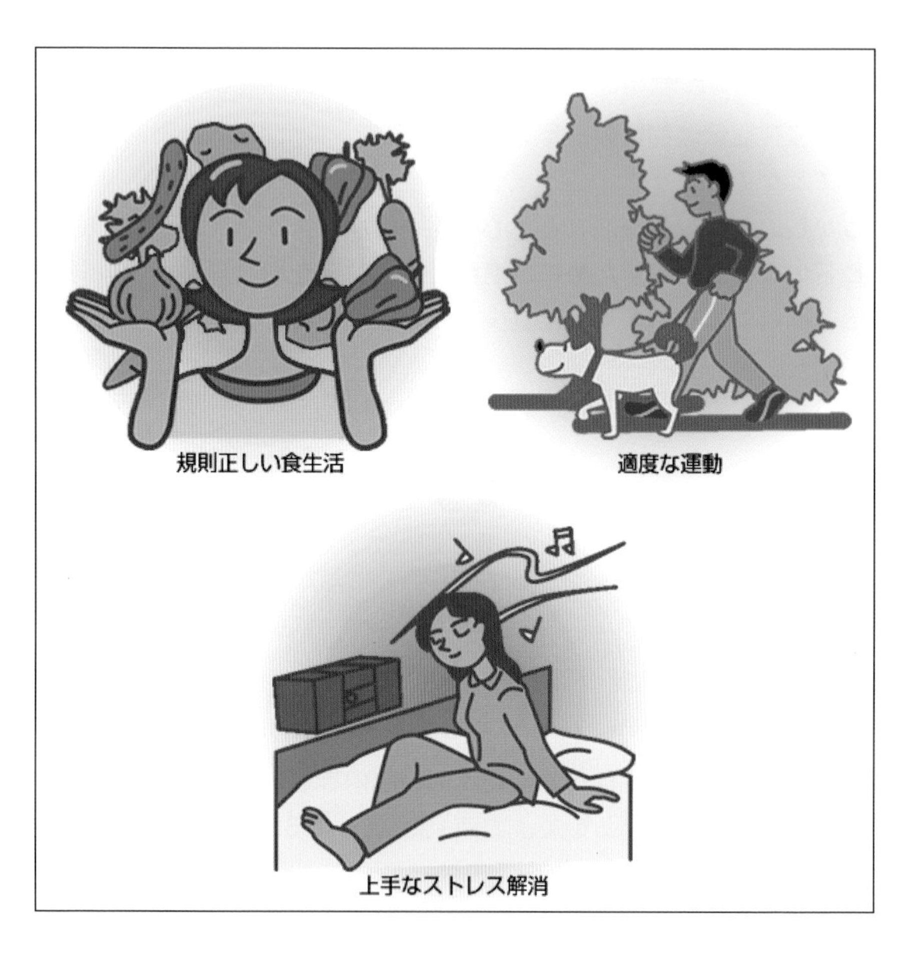

ベラドンナ：*Atropa bella-donnna*
ギャバ：γ－Aminobutyric acid（GABA）

5. 認知症とパーキンソン病

（1）認知症

認知症にはアルツハイマー型認知症や脳血管性認知症、レビー小体型認知症などがありますが、アルツハイマー型認知症は脳動脈硬化が原因で起こる脳血管性認知症とは違って、病態促進因子であるアミロイドβたんぱく質の排出が悪くなり、脳内に沈着することにより発症するとされています。そして、記憶と言語と認知機能の欠落が進行する病気です。高齢者主として65歳以上に多く見られます。

【コリン仮説】

アミロイドβ蓄積
↓
アセチルコリン作動性神経細胞
変性・脱落
↓
アセチルコリン減少
↓
アルツハイマー型認知症

アルツハイマー型認知症は脳内神経伝達物質のうちアセチルコリンの働きが低下しているといわれていますが、脳内の過剰なグルタミン酸の関与も考えられています。

【グルタミン酸仮説】

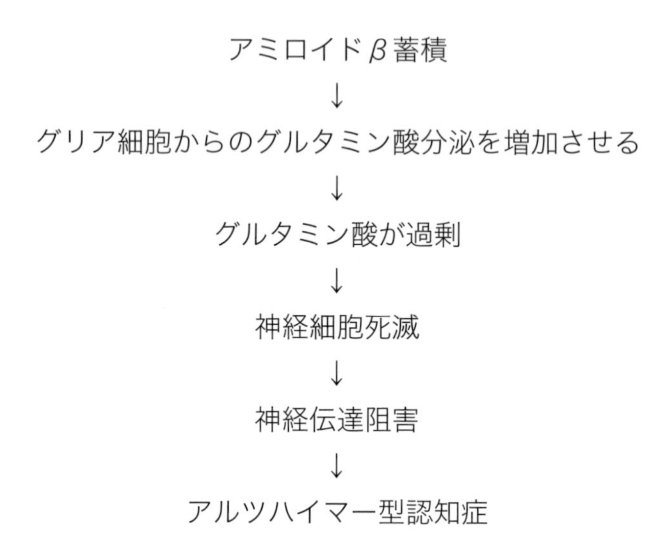

アルツハイマー病の認知機能障害の改善を目的とした治療薬には、コリンエステラーゼ阻害薬（アセチルコリンの量を増やす）のドネペジルやガランタミン、リバスチグミンなどと、グルタミン酸 NMDA 受容体拮抗薬（グルタミン酸の量を減じる）のメマンチンなどがありますが、これらの薬剤は神経伝達物質の調節作用を有する対症療法の薬剤です。

現在、病態促進因子のアミロイドβたんぱく質に根治的に作用するアミロイド免疫療法やアミロイドβ産生抑制療法、アミロイドβ凝集阻害療法などが原因療法として研究され、期待されています。

アルツハイマー病の予防としては、質の良い睡眠と脳神経の活性化などがあげられます。

①質の良い睡眠

脳からのアミロイドβの排出を促進する。それには質の良い睡眠をとることです。夜間と昼間の推奨時間は次の通りです。

夜：6～8時間
昼：30分以内

②脳神経の活性化

脳神経を活性化するには、次のようなことが有効です。

・有酸素運動をする
・コミュニケーションの場を設ける
　いろんな新しい人とのおしゃべりなど
・知的運動をする
　あやとりや編み物、囲碁、将棋、麻雀など指先を動かす運動

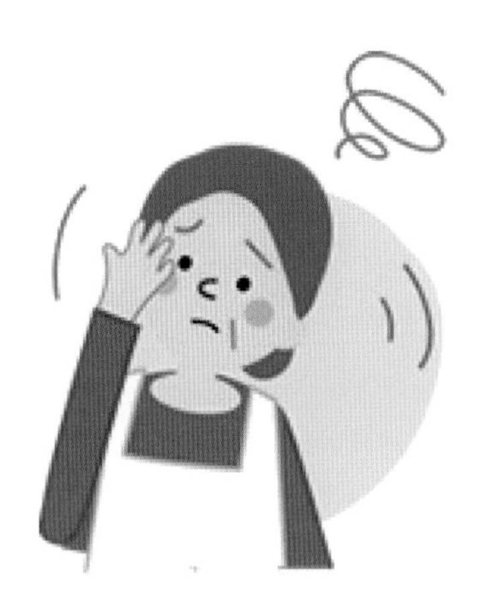

③マインド食

アルツハイマー病の予防としての食事には、マインド食（MIND 食）があります。

積極的に摂るべき食品

- 全粒の穀物
- グリーンサラダ
- ワイン
- ナッツ
- 豆類
- 鶏肉
- ベリー類
- 魚　など

制限する食品

- 鳥肉以外の肉
- バター
- チーズ
- 揚げ物
- ファストフードなど

さらに、脳の血管を丈夫にするための減塩と認知能力に良い影響を与えるビタミン D の摂取を心がけましょう。

ビタミン D は、中枢神経系全体に渡って受容体が存在し、アルツハイマー病やパーキンソン病との関連が指摘されています。また、モノアミン（ドーパミン、ノルアドレナリンなど）生成にはビタミン D が関与しています。

(2) パーキンソン病

パーキンソン病は、手足が震えたり全身の動作が鈍くなるといった症状で始まり、ゆっくりと進行する病気です。

脳内神経伝達物質のドーパミンが脳の病変によって不足するのが原因とされています。

同じような症状が脳血栓が原因で出たり（脳血管性）、薬の副作用として出ることもあり（薬剤性）、まれに脳炎後にも発現するので、これらはまとめてパーキンソン症候群といわれます。

また、アセチルコリンの濃度が過剰になるとアセチルコリン神経の興奮が高まりパーキンソン病特有の症状が現れます。

最近、パーキンソン病と類似する症状を有し、精神症状が目立つレビー小体型認知症や最初から転倒傾向の強い進行性核上性麻痺が注目されていますが、両者ともにパーキンソン病治療薬に対する反応が少ないのが特徴です。

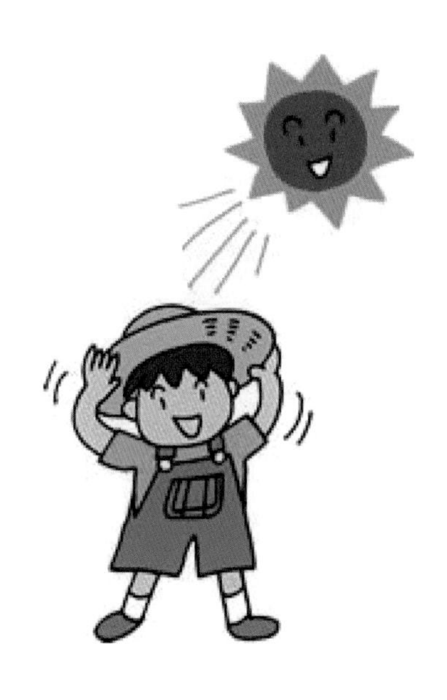

(3) 抗うつ薬／パーキンソン病薬／抗認知症薬

①抗うつ薬

主な抗うつ薬には、次のようなものがあります。

	分類	一般名	商品名	特徴
第一世代	三環系抗うつ薬	イミプラミン	トフラニール イミドール	モノアミンの再吸収をを阻害する。クロミプラミンは抗うつ作用のほか、強迫性障害にも有効。ノルアドレナリンよりもセロトニンの再吸収阻害作用が強い。アモキサピンは比較的即効性がある。
		クロミプラミン	アナフラニール	
		アモキサピン	アモキサン	
第二世代	四環系抗うつ薬	ミアンセリン	テトラミド	四環系はセロトニン再吸収阻害作用がない。ミアンセリンは心臓に負担が少ない。マプロチリンは催眠作用がある。
		マプロチリン	ルジオミール	
新規抗うつ薬	SSRI	フルボキサミン	ルボックス デプロメール	セロトニンの再吸収を阻害して、神経細胞間のセロトニンの濃度を高める。三環系・四環系に比べて格段に副作用が少なく安全で、第一選択薬として用いられる。
		パロキセチン	パキシル	
		セルトラリン	ジェイゾロフト	
		エスシタロプラム	レクサプロ	
	SNRI	ミルナシプラン	トレドミン	セロトニンとノルアドレナリンの再吸収を阻害する。
	NaSSA	ミルタザピン	リフレックス ヒメロン	従来のようなセロトニン再吸収阻害作用とは異なる作用機序で、アドレナリンとノルアドレナリンの放出を促す。
	抗精神病薬	スルピリド	ドグマチール	低用量で抗うつ作用があり、高用量で抗精神病作用がある。
	その他	トラゾドン	レスリン デジレル	睡眠薬を増やさずに中途覚醒を改善できる。

参考）龍原 徹「ポケット医薬品集」白文舎

②パーキンソン病薬

主なパーキンソン病薬には、次のようなものがあります。

	成分名	主な商品名	注意すること
L-DOPA 製剤（ドーパミン補充）	レボドパ	ドパストン	【副作用】胃部不快・吐き気などの消化器症状、幻覚・妄想、悪性症候群など 【作用】ドーパミン補充
	レボドパ、カルビドパ（レボドパ脱炭酸酵素阻害薬）配合	ネオドパストン、メネシット	
	レボドパ、ベンセラジド（レボドパ脱炭酸酵素阻害薬）配合	イーシー・ドパール、マドパー	
ドーパミン受容体刺激薬（作用薬）	メシル酸ブロモクリプチン	パーロデル	【副作用】吐き気などの消化器症状、幻覚、妄想、悪性症候群、肝障害など
	メシル酸ペルゴリド	ペルマックス	
	カベルゴリン	カバサール	
	塩酸プラミペキソール	ビ・シフロール	
ドーパミン放出促進薬	塩酸アマンタジン	シンメトレル	【副作用】幻覚、興奮、不眠、肝・腎障害など
MAO-B 阻害薬	塩酸セレギリン	エフピー	【副作用】悪心、嘔吐、幻覚、食欲不振、めまい、悪性症候群、ふらつきなど
ノルアドレナリン補充薬	ドロキシドパ	ドプス	【副作用】吐き気、頭痛、動悸、血圧上昇、幻覚など
抗コリン薬	塩酸トリヘキシフェニジル	アーテン	【副作用】口渇、便秘、排尿障害など
	ビペリデン	アキネトン	

参考）龍原 徹「ポケット医薬品集」白文舎

③抗認知症薬

抗認知症薬には、次のようなものがあります。

（アルツハイマー型認知症、レビー小体型認知症）

一般名	商品名	特徴
ドネペジル	アリセプト	認知症そのものを改善するというより、認知症の周辺症状を改善する。また、認知症の進行を抑える。 ●胃酸の分泌を増やすので胃潰瘍、十二指腸潰瘍のある方は注意。 ●気管支喘息の発作を誘発することもあるので注意。
		●アセチルコリンエステラーゼ阻害作用 ●軽度〜高度のアルツハイマー型認知症が対象

④アルツハイマー型認知症治療薬

ガランタミン（レミニール）

◎ドネペジルの特徴とほぼ同じ

◎アセチルコリンエステラーゼ阻害作用とニコチン性アセチルコリン受容体に対するアロステリック増強作用（APL作用）により、脳内アセチルコリンの濃度が高まるとともにニコチン性アセチルコリン受容体の感受性も高まるので、コリン作動性神経系がより賦活化する⇒認知症症状の進行抑制

◎フィルムコート錠、口腔内崩壊錠、内用液

◎メマンチンとの併用可

◎ドネペジル、リバスチグミンとの併用不可

◎軽度から中等度のアルツハイマー型認知症が対象など

リバスチグミン（イクセロンパッチ、リバスタッチパッチ）

◎ドネペジルの特徴とほぼ同じ

◎コリンエステラーゼ（アセチルコリンエステラーゼやブチリルコリンエステラーゼ）を阻害し、脳内アセチルコリンの濃度を高めることにより、コリン作動性神経を賦活する⇒認知症症状の進行抑制

◎貼付剤（経皮吸収型）

◎メマンチンとの併用可

◎ドネペジル、ガランタミンとの併用不可

◎軽度から中等度のアルツハイマー型認知症が対象など

メマンチン（メマリー）

◎認知症そのものを改善するというより認知症の周辺症状を改善し、認知症の進行を抑える

◎グルタミン酸の受容体に結合する（NMDA受容体拮抗作用）ことにより、神経細胞の傷害や神経細胞の死を防ぐ⇒認知症症状の進行抑制

◎フィルムコート錠
◎ドネペジル、ガランタミン、リバスチグミンとの併用可
◎中等度から高度のアルツハイマー型認知症が対象など

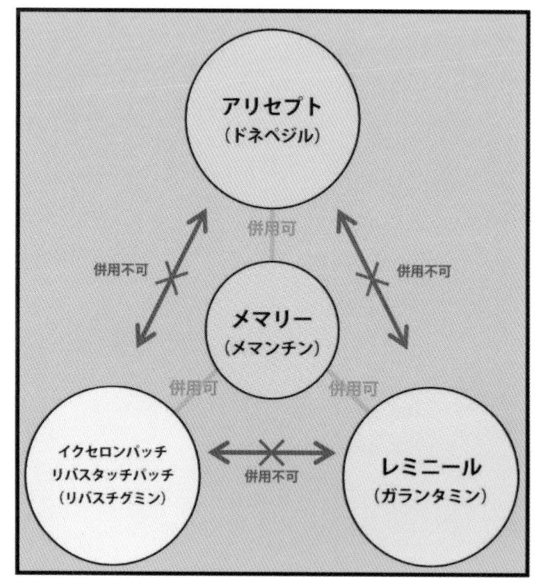

抗認知症薬の併用

ドネペジル………アルツハイマー型認知症（軽度～高度）
　　　　　　　　レビー小体型認知症
メマンチン………アルツハイマー型認知症（中等度～高度）
ガランタミン……アルツハイマー型認知症（軽度～中等度）
リバスチグミン…アルツハイマー型認知症（軽度～中等度）

パーキンソン症候群：Parkinsonism
進行性核上性麻痺：progressive supranuclear palsy（PSP）
レビー小体型認知症：レビー小体たんぱく質の脳内蓄積による認知症
アミロイドβ：amyloid beta（Aβ）
アルツハイマー型認知症：アミロイドβたんぱく質の排出が悪くなり、脳内に蓄積（老人斑　プラーク）することにより発症する認知症
NMDA 受容体：N-Methyl-D-Aspartate 受容体（脳でのグルタミン酸が作用する受容体の一つ）

第6章
免疫のチョコット知識

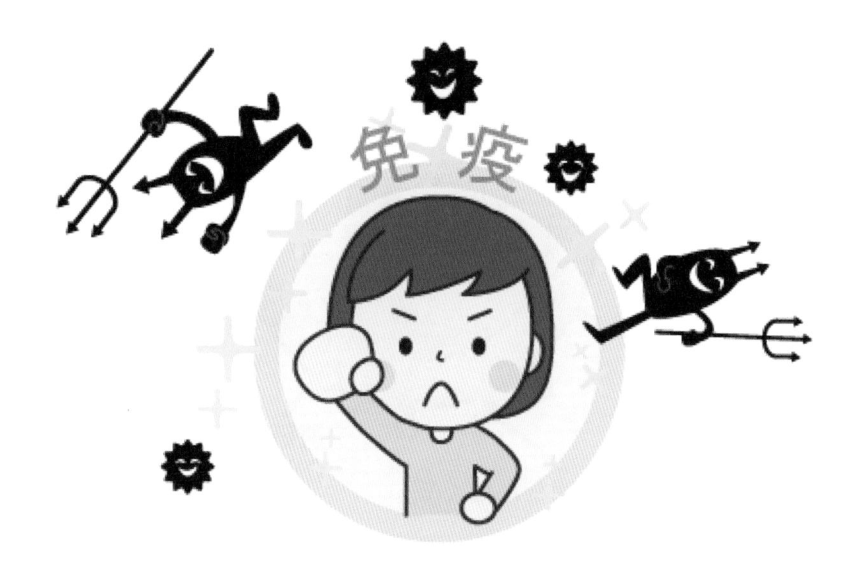

微生物や寄生虫などの外部から侵入する異物に対して、
身体を守るしくみは免疫といわれています。
免疫の働きは非常に複雑で巧妙ですが、
その免疫について、チョコット考えてみます。
そして、免疫をつけて、身体をパワーアップ！

1. 自然免疫／獲得免疫

生体は外部から侵入してくる異物（微生物〈細菌、ウイルス、真菌など〉、寄生虫、がん細胞、移植された臓器や組織など）に対して身体を防衛するためにあらゆる手段を講じて抵抗します。

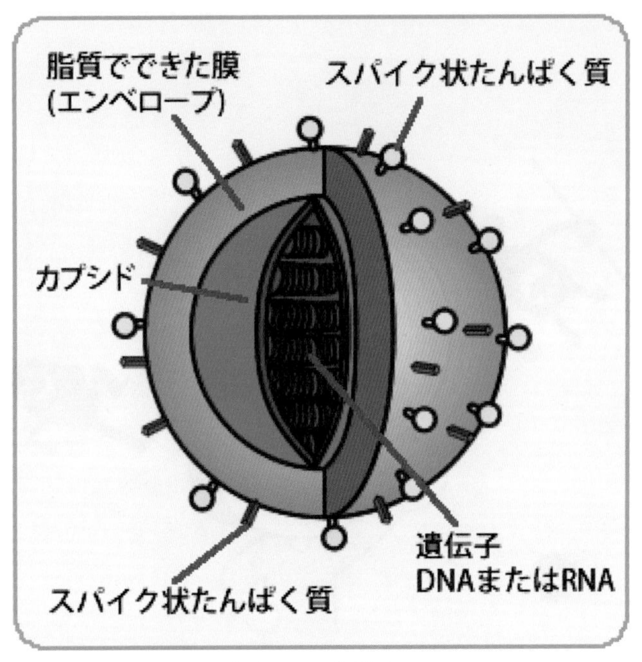

ウイルスの模式図

まず、異物の侵入に備えては皮膚と粘膜（物理的バリア）があります。

それに、異物の増殖を抑えたり、異物を分解する酵素リゾチームのような抗菌物質（化学的バリア）、さらに腸管や粘膜に常在している善玉共生細菌（生物学的バリア）、これらが働いているため、異物はそう簡単には生体内へ入ることはできません。

ところが、物理的バリア、化学的バリア、生物学的バリアがあるにもかかわらず、これらを突破して異物が侵入する場合があります。

そして、増殖したり、毒素をまきちらしたり、細胞や組織器官を破壊したり、ときには死に至らしめる危険さえあります。

そうした異物を排除するために備わっている生体防御のしくみ、これが免疫です。

免疫は外部から侵入してくる異物への生体防御機能が生体にとって有利に働く反応ですが、これに対して、異物に病的な過剰反応経過を示すものをアレルギー、さらにショック症状などの、より過敏な反応が起こった状態はアナフィラキシーといわれています。

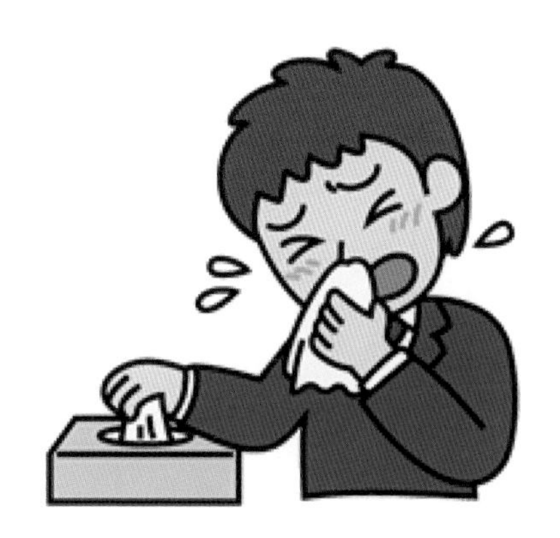

アレルギー性鼻炎

免疫やアレルギーと深い関わりのある血液のミクロの世界を、のぞいてみましょう。

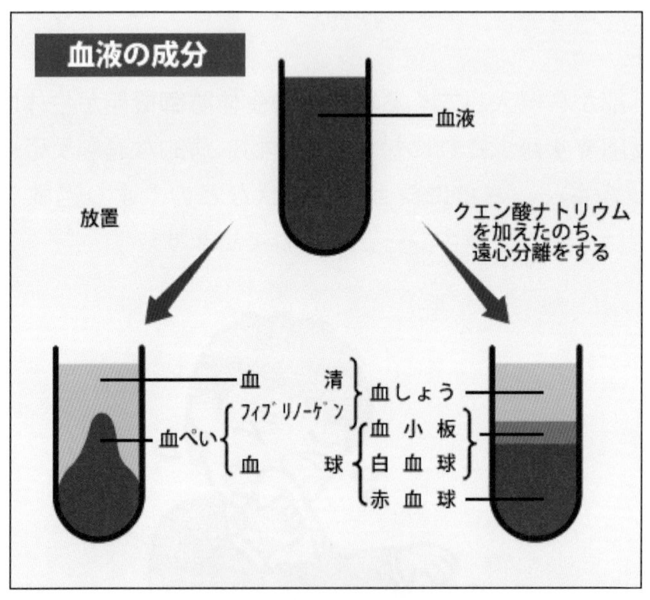

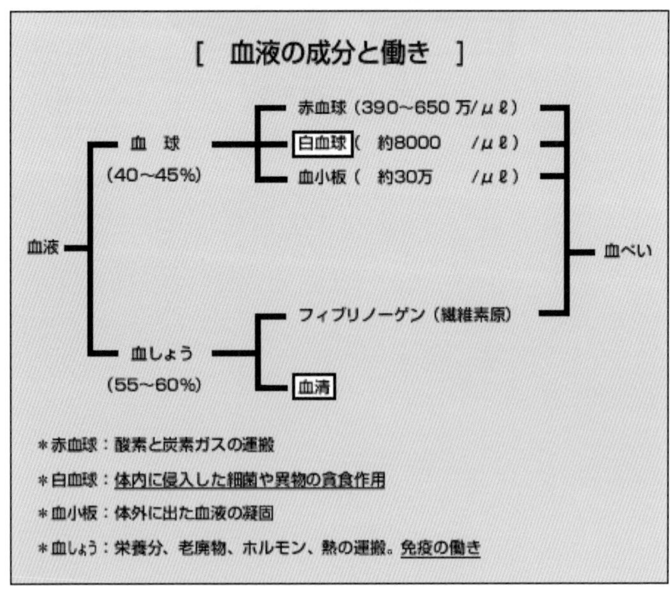

白血球		
	百分比	働き
好中球	約60%	体内に侵入してきた病原微生物やウイルスなどの貪食作用
好酸球	約3%	アレルギーの症状悪化と関係
好塩基球	約0.5〜1%	慢性アレルギー疾患の発症・悪化に関与
単球	約5%	大きな異物の貪食作用。 抗原の情報提供
リンパ球	約30%	免疫反応。 抗体を産生するのに大きな役割
形質球	0%	プラズマ細胞。 リンパ球に準じ抗体産生に関与

この白血球の一成分として単球がありますが、単球から分化・成熟したマクロファージ（大食細胞）や樹状細胞は、大きな異物の貪食作用の他にリンパ球（ヘルパーＴ細胞）に抗原の情報を提供するという大事な働きを担っています（抗原提示細胞）。

生体防御反応には自然免疫と獲得免疫とがあり、これらはお互いに協力連携して、侵入した異物を攻撃破壊する働きをします。

（1）自然免疫

自然免疫とは、生まれつき備わっている生体を防御する細胞が異物と認識すると、貪食、消化により異物を取り除く力です。

自然免疫を担う細胞

＊＊＊

好中球

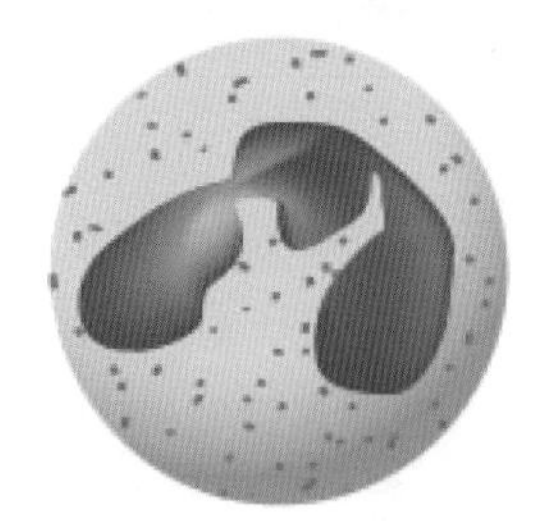

イメージ図

体内に侵入してきた病原微生物やウイルスなどの
外来細胞の捕食、貪食作用。

＊＊＊

マクロファージ

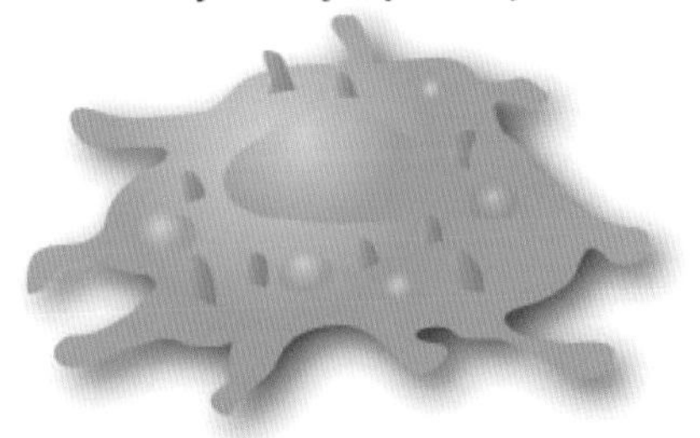

イメージ図

単球と呼ばれる白血球から発生した大型の食細胞。
外来細胞を捕食するとともに、
Ｔ細胞が外来細胞を認識するのを補助（抗原提示細胞）。

＊＊＊

樹状細胞

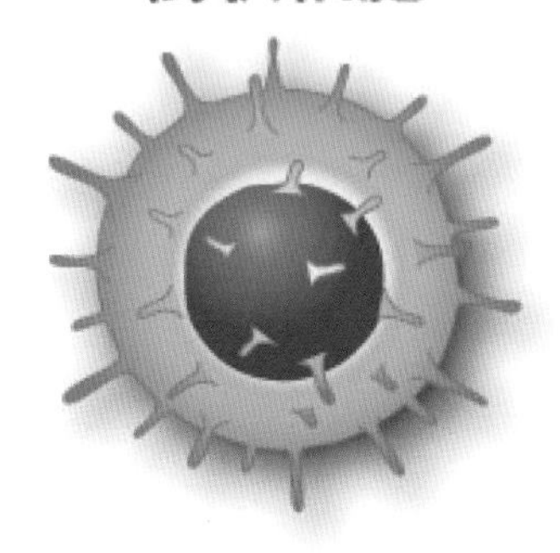

イメージ図

単球から発生し、自分の周囲にある外来細胞に対して
飲作用、食作用をしながら
外来細胞の情報をＴ細胞に伝達（抗原提示細胞）。

＊＊＊

好酸球

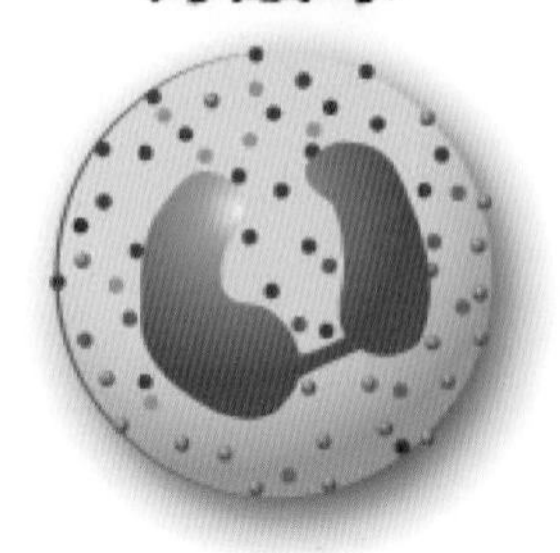

イメージ図

白血球の一種で大きすぎる異物も殺傷。
ときに、寄生虫を痛めつけ動けなくします。アレルギー反応に関与。

＊＊＊

好塩基球

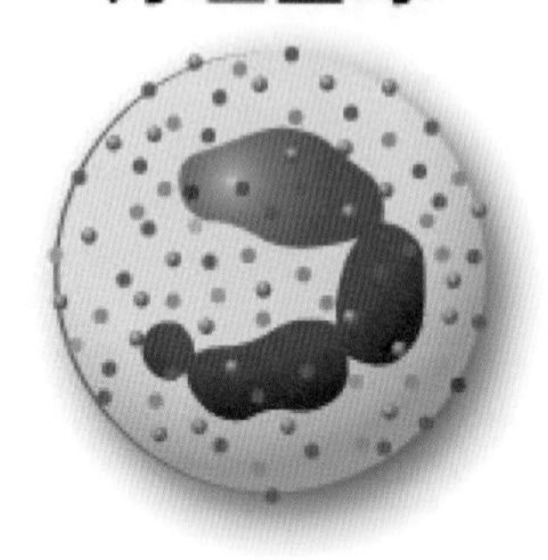

イメージ図

ヒスタミンを放出する白血球。
慢性アレルギー疾患の発症、悪化と関係。

＊＊＊

マスト細胞

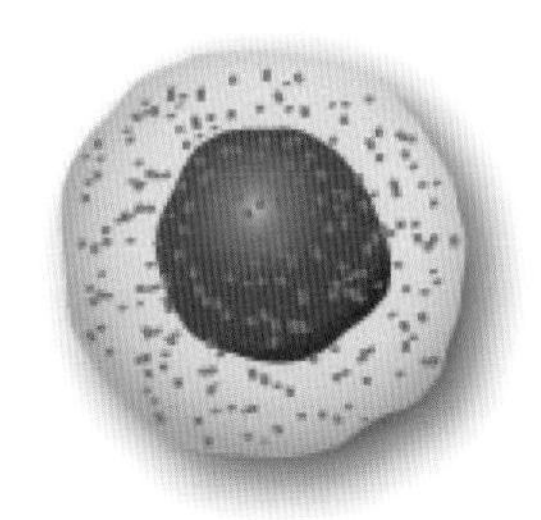

イメージ図

炎症やアレルギー反応に関与する
ヒスタミンなどの物質を放出する細胞。

＊＊＊

NK 細胞
(ナチュラルキラー細胞)

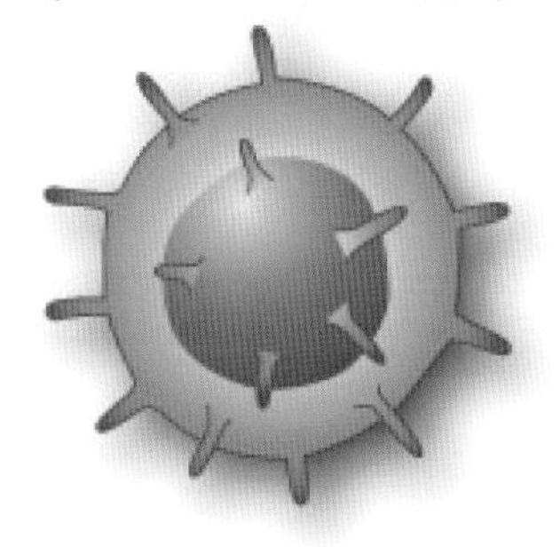

イメージ図

ＮＫ細胞もリンパ球の一種。
ある種の感染細胞やがん細胞などの
異常細胞を殺傷する能力を持っています。

（2）獲得免疫

ある異物が自然免疫の防衛システムをかいくぐり、体内に侵入すると、生体はその異物を敵（抗原）と考え、その敵に対して戦う兵隊（抗体）をつくり出します。

そして、敵と兵隊との間で、戦争が勃発（抗原抗体反応）し、その結果多数の死者（破壊された異物）が続出します。

もちろん、侵入外敵が勝てば生体は発病するし、兵隊が優れば予防にもなり治癒もします。

これが、抗体の働く体液性免疫です。これにキラーＴ細胞などが働く細胞性免疫の加わったものが獲得免疫といわれます。

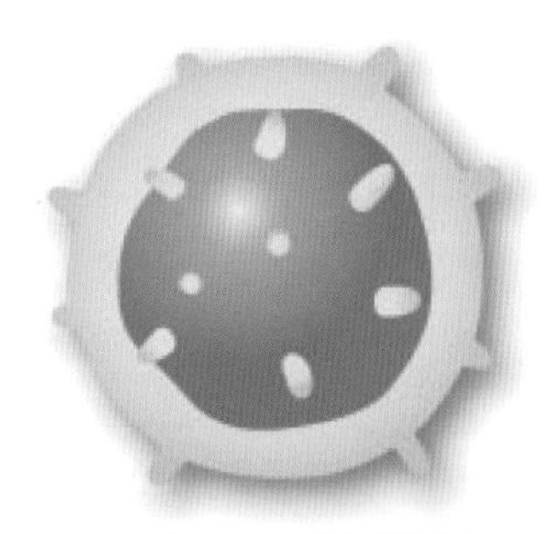

キラーＴ細胞

イメージ図

キラーＴ細胞もリンパ球の一種。
ウイルス感染細胞や腫瘍細胞など、
異常化した自己細胞を 破壊します。

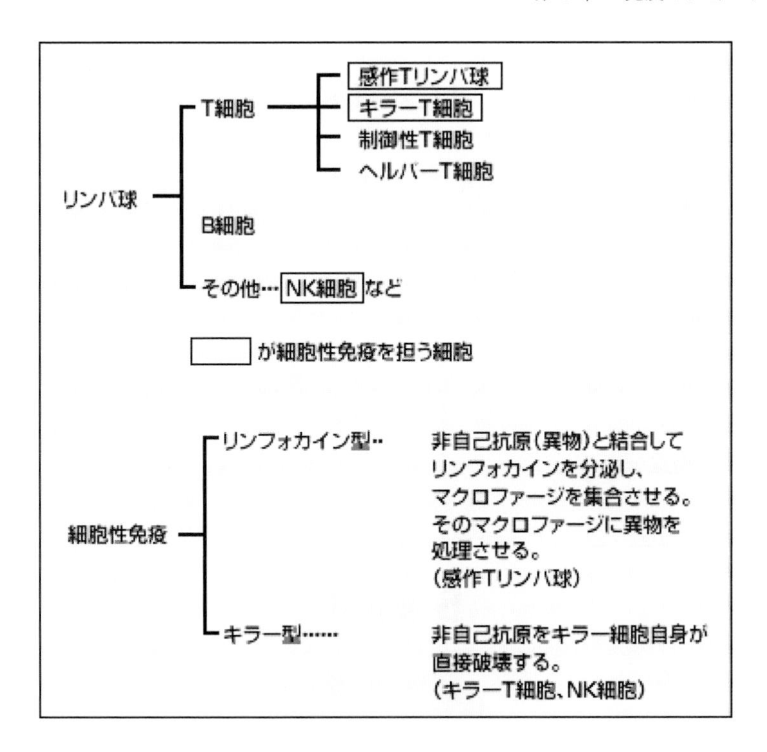

免疫やアレルギーに関係のある白血球成分のリンパ球は、主にＴ細胞とＢ細胞とから構成されています。

Ｔ細胞

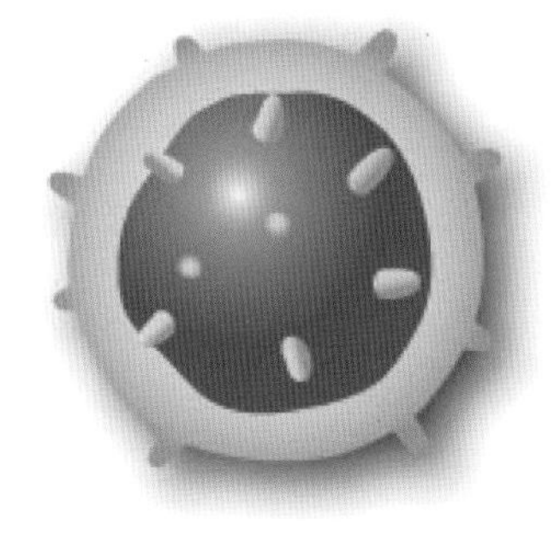

イメージ図

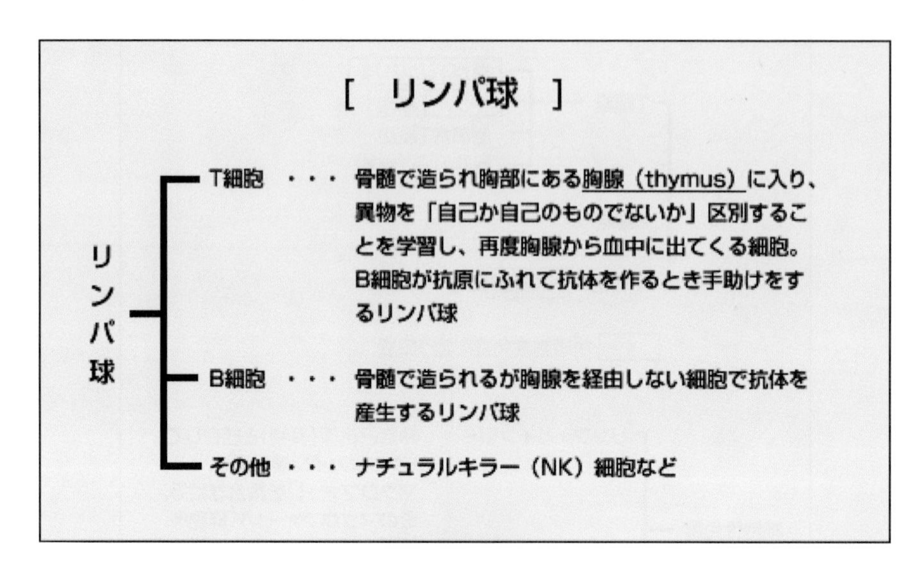

B 細胞

イメージ図

そのＴ細胞の一種であるヘルパーＴ細胞のコントロールで、Ｂ細胞から血清中につくられる免疫グロブリン、その中の IgG と IgE が免疫やアレルギーと非常に深い関係をもっています。

免疫となったり（IgG）、アレルギーを引き起こす（IgE）抗体は、血液成分中の血球、血球成分中の白血球、白血球成分中のリンパ球、リンパ球成分中のＢ細胞、そのＢ細胞が血清中につくる免疫グロブリンの一成分なのです。

抗原の侵入によってつくられる抗体の種類と特徴

IgA	・・・	呼吸器や消化器の粘膜表面に分泌され、外界からの抗原の侵入を防ぐ抗体
IgG	・・・	血液中でウイルスや細菌を待ち構えて攻撃する免疫の中心的な抗体
IgM	・・・	ＩｇＧの働きを助ける抗体
IgD	・・・	今のところ働きはよくわかっていない
IgE	・・・	アレルギーの原因となる抗体で、過剰な反応を引き起こして障害をあたえる

免疫：Immunity
アレルギー：Allergy
アナフィラキシー：Anaphylaxis
マクロファージ：macrophage（大食細胞）
自然免疫：innate immunity
獲得免疫：acquired immunity
IgG：Immunoglobulin G
IgE：Immunoglobulin E

2. 抗体産出メカニズム

生体防御反応には自然免疫と獲得免疫とがありました。

これらはお互いに協力連携して、侵入異物を攻撃破壊するように働きます。

抗原として細菌が生体に侵入した場合を想定しましょう。

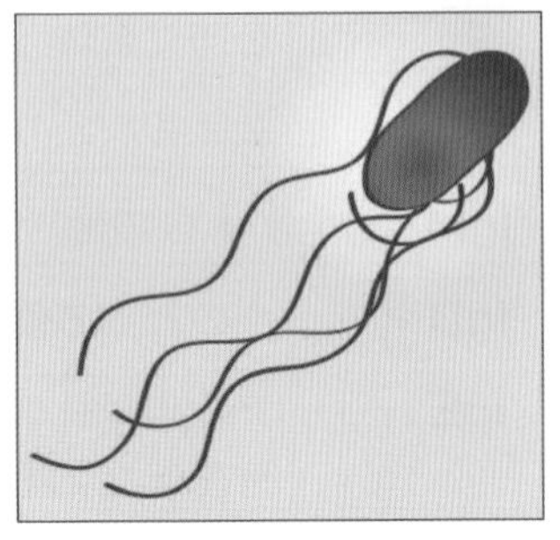
大腸菌のイメージ図

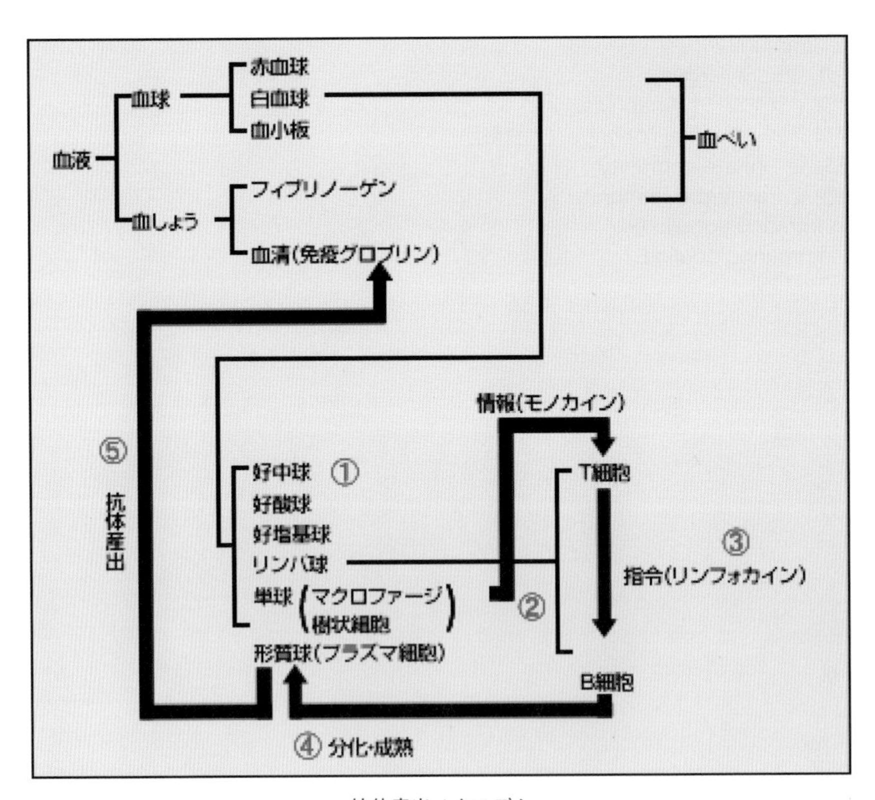

抗体産出メカニズム

Ⅰ．**自然免疫**	細菌が体内に侵入すると、侵入場所には**好中球**がまっ先に駆けつけ集合し、細菌の貪食を始め、そして 25 個程度の細菌を食べた後、破裂して細菌ともども死んでしまいます。 **好中球** 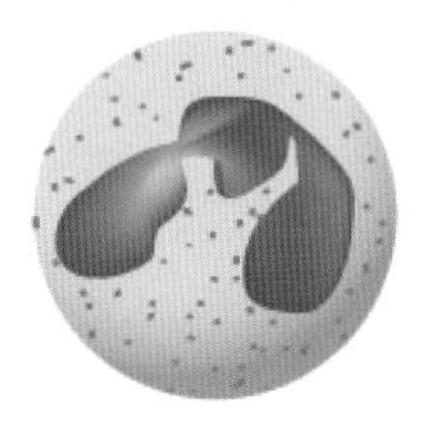 （好中球と細菌の死骸＝膿、眼脂、耳漏、痰など）
Ⅱ．**自然免疫**	次に、好中球と同様の働きをするものに**マクロファージ**がありますが、好中球よりも大きく「大食細胞」とも呼ばれ、アメーバのように移動しながら触手を伸ばし、細菌などを包みこんで消化してしまいます。 **マクロファージ** 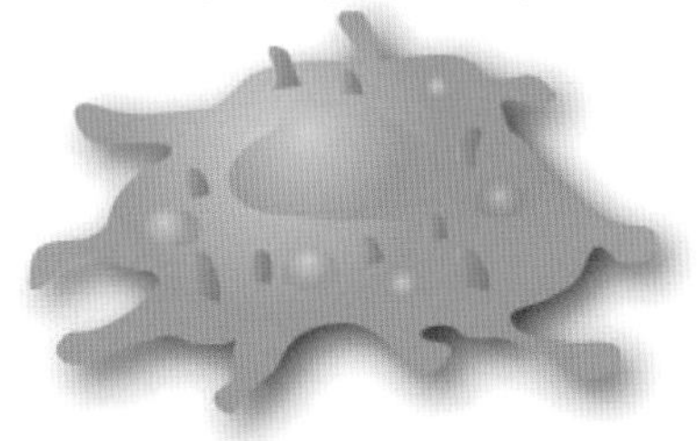 １個のマクロファージは 100 個程度の細菌を食します。 さらに、マクロファージは細菌を貪食しながら間脳視床下部体温中枢を刺激して体温を上昇させ、白血球の働きを活発にすると同時に、その細菌（抗原）の情報をリンパ球成分のＴ細胞（ヘルパーＴ細胞）に伝達（モノカイン）するという重要な役割（抗原提示）も担っています。

	また、**樹状細胞**も細菌に対して食作用、飲作用をしながら、その細菌（抗原）の情報をＴ細胞に抗原提示します。 **樹状細胞** 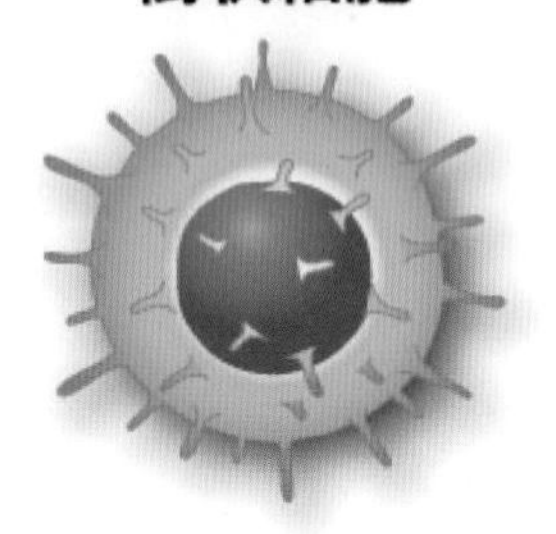
Ⅲ．獲得免疫	①マクロファージや樹状細胞から情報を得た ②Ｔ細胞は細菌が「自己」か「非自己」かを見分け、 ③「非自己」と認識した場合は、Ｂ細胞に抗体産出の指令（リンフォカイン）を発します。 Ｔ細胞には抗体産出を促進する**ヘルパーＴ細胞**、逆に抑制する**制御性Ｔ細胞**などがあり、免疫系の抗体産出の促進と制御の中心となっています。 **Ｔ細胞**  ヒト免疫不全ウイルス（HIV）はこのヘルパーＴ細胞とマクロファージを感染破壊します。→後天性免疫不全症候群（AIDS）
Ⅳ．獲得免疫	④ヘルパーＴ細胞から抗体産出の指令を受けたＢ細胞は分化・成熟して**プラズマ細胞**（形質球）となります。

	B細胞 
V．獲得免疫	⑤さらに、プラズマ細胞は、特定の抗原（ここでは特定の細菌）に対応する特定の**抗体**（免疫グロブリンIgG）を血清中に大量に産出し、この抗体が細菌を攻撃（抗原抗体反応）して死滅させてしまうのです。 この時点で制御性T細胞が働いて抗体産出を中止させ、生体は細菌侵入前の状態に戻ります。

ここで重要なことを2点あげておきます。

1点目は侵入してくるあらゆる抗原に対して生体は、それにおのおの「専門」に対応できるB細胞をスプライシングによりあらかじめ用意することができ、1個の侵入抗原に対応する1個の抗体を速やかにつくるということ。

2点目は、生体は一度侵入した抗原をメモリーB細胞が「記憶」していて、同じ抗原が再び侵入したとき、その抗原に対応するメモリーB細胞は一度目よりすばやく大量の抗体をつくり、正確かつ迅速にその抗原を撃退死滅させることができるということ。

実は、この抗体が「体液性免疫」と呼ばれるものです。これに対して、直接異物に作用する免疫反応は「細胞性免疫」といいます。

生体内に侵入する外敵には、さまざまな種類があります。万一、これらの外敵が防衛システムを突破して生体内に侵入した場合には、攻撃システムの免疫担当細胞と抗体との見事な連携プレーによって発症を未然に防ぎます。

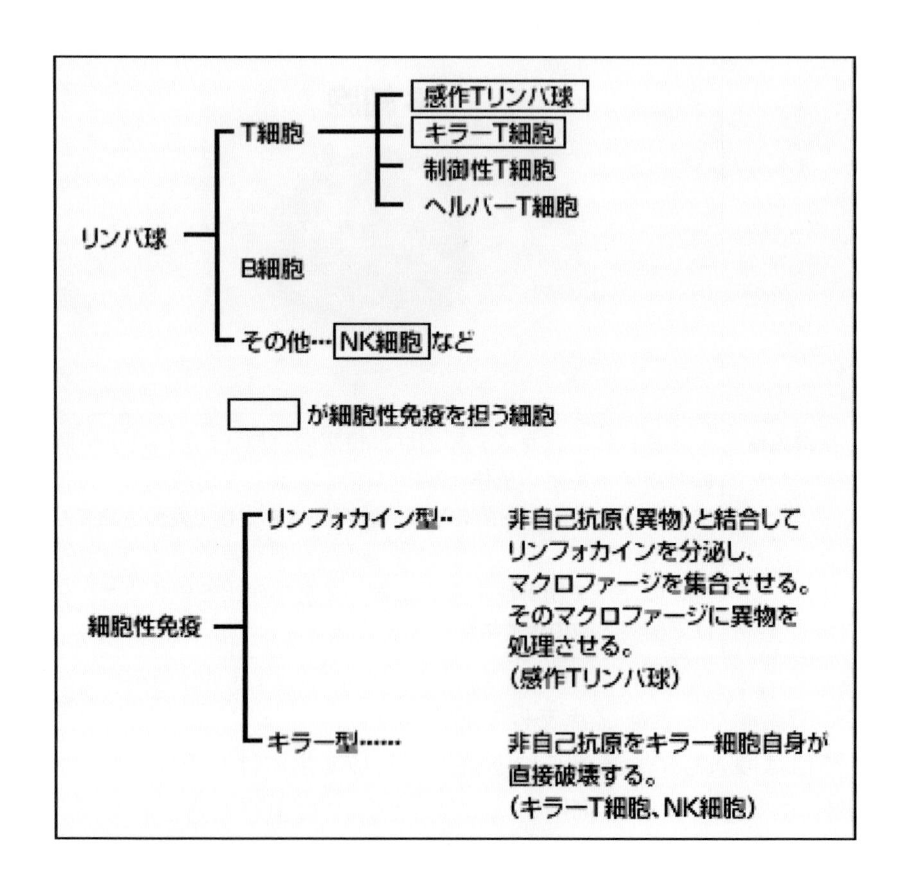

免疫の具体例

①	インフルエンザ菌b型ワクチン（Hib ワクチン）やジフテリア菌（D：トキソイド)、百日咳菌（P)、破傷風菌（T：トキソイド）に対する DPT ワクチン。日本脳炎、B 型肝炎、狂犬病、ヒトパピローマウイルス、コレラに対するワクチン（いずれも不活化ワクチン）など。これらは外敵の侵入に備えて前もって抗体をつくっておくものです。
②	マムシやハブに咬まれたときの抗毒素血清療法（ウマ血清蛋白に対する血清病がしばしば現れます)。
③	また、一度罹患すれば終生免疫を獲得するといわれている麻疹（はしか＝生ワクチン）や風疹（三日はしか＝生ワクチン)、流行性耳下腺炎（おたふくかぜ＝生ワクチン）など。この「二度なし現象」の説は､現在否定されつつあります。

	結核菌に対するBCG予防接種（生ワクチン＝弱毒生菌ワクチン）や小児麻痺に対するポリオ生ワクチンなど。これらは、毒性を弱めた感染力のある生きた病原体を用いてメモリーB細胞を残します。
④	移植角膜、精液（精子）、胎児などには拒絶反応はありません。輸血や骨髄移植も条件が適合すれば一部可一免疫寛容。
⑤	さらに、自己抗原（自分の体細胞や組織）に対しては抗体や感作Tリンパ球が産生されないのが原則ですが、これがときとして破られることがあります。代表的なものが全身性エリテマトーデス（SLE）や関節リウマチ（RA）、橋本病（甲状腺機能障害）、重症筋無力症（MG）などの自己免疫疾患。
⑥	そして、現在盛んなバイオテクノロジーによるエイズやがんへの対策など。

生体の免疫システムには、血液中やリンパ液中の免疫細胞による全身免疫とは別に、消化管や気道など局所の粘膜上皮細胞においても、感染防御を行う特殊な免疫系が発達しています。

外敵に対して、消化管では腸管免疫が、気道においては気道免疫が働いています。

3. 腸管免疫

腸は食べ物だけでなく、それと一緒に病原菌やウイルスなどが常に入り込んでくる危険性のある場所で、体内で密接に外界と接する臓器の1つです。

そのため、体内に侵入してくる外敵や再び入ってきた過去の侵入者を素早く撃退する免疫細胞が、栄養や水分を吸収する腸の壁の内側に密集しています。

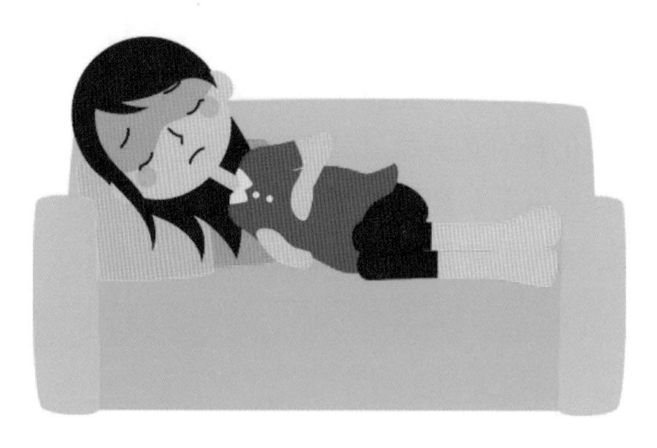

腸での免疫機構の役割を果たしているのが小腸じゅう毛の間に存在するドーム型の「パイエル板」です。

パイエル板の表面には、腸内を漂うさまざまな細菌やウイルス、食べ物のかけらなどの「異物」を腸壁の内部に引き入れるための特殊な入り口をもったM細胞があります。

パイエル板の内側にあるリンパ濾胞内の、M細胞から異物を受け取ったマクロファージや樹状細胞は、ヘルパーT細胞に抗原の提示を行います。

抗原の提示を受けたヘルパーT細胞は抗原が自己か非自己かを見分け、「非自己」と認識した場合はB細胞を活性化し、形質細胞に転換させてIgA抗体を産出させます。

免疫細胞は腸で働くばかりでなく、血液を介して全身に運ばれ、「異物」の侵入から身体を守ります。

ところが、腸内細菌は「異物」にもかかわらず免疫細胞からの攻撃を回避し、逆に、免疫を強化します。

これは、免疫細胞の価値的判断により、危険な病原細菌は排除されるが安全な腸内細菌は排除されず、共生させるよう免疫系が作用（デンジャーセオリー）しているから、とのことです。

腸内細菌は免疫系を活性化させるばかりでなく、免疫も増強させます。

その腸内細菌を増やし腸内細菌活動を高めるには、どうすればよいか。

第一に、野菜類、豆類、果物類など植物性食品を摂ること。

第二に、発酵食品を食べること。

第三は、食物繊維やオリゴ糖を食すること。

ところで、食物繊維を多くとると免疫が上がってがんが予防でき、アレルギーも抑えられるといわれています。

腸内細菌の一種クロストリジウム属（偏性嫌気性グラム陽性桿菌）には破傷風菌やウェルシュ菌、ボツリヌス菌などの病原性を持つ有害な菌も属していますが、クロストリジウム属菌は免疫細胞の暴走と深く関わっています。

免疫反応を抑制するTreg 細胞と呼ばれる新しい制御性Ｔ細胞が発見されました。

免疫細胞の中には、攻撃役ばかりでなく、ブレーキ役も存在し、このTreg 細胞が働くと、全身の各所で過剰に活性化し暴走している免疫細胞がなだめられ、アレルギーや自己免疫疾患が抑えられることがわかっています。

クロストリジウム属菌の中でも酪酸菌、とくにクロストリジウム・ブチリカムは腸内の「食物繊維（フラクトオリゴ糖など）」を餌として食べ、酪酸を盛んに放出します。

クロストリジウム属菌が出した酪酸を腸壁内部の免疫細胞が受け取る

と、免疫細胞は Treg 細胞に変身します。

　Treg 細胞を体内でほどよく増やすことができれば、アレルギーや自己免疫疾患などを抑えることができると期待されています。

　そのカギが「食物繊維」にあるといわれます。

参考）『NHK スペシャル「人体」万病撃退！“腸”が免疫の鍵だった』2018 年 1 月

4. 気道免疫

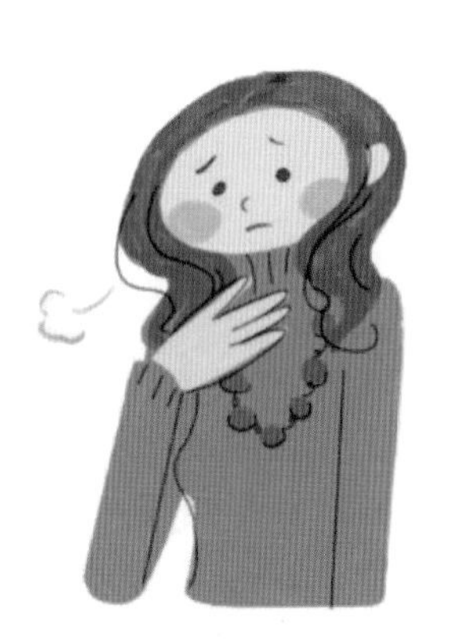

気道粘膜も腸管と同様に外界と広く接触しているため、常に病原微生物などの異物の侵入にさらされています。

気道粘膜の内部にはリンパ濾胞があり、上部は「粘膜から突出するような形」になっています。

リンパ濾胞の内部には樹状細胞やマクロファージ、Ｔ細胞、Ｂ細胞が集まっていて、病原微生物などの異物が侵入すれば、気道免疫反応が起こり、マクロファージによる非特異的な貪食作用（自然免疫）と、ヘルパーＴ細胞中心の獲得免疫が機能します。

そして、獲得免疫のＢ細胞は産生する抗原に特異的なIgA抗体を気道表面をおおう粘液中に分泌し、自然免疫との連携プレーによって異物の侵入を防ぎます。

細菌：Bacteria
スプライシング：抗体グロブリン分子の多様性（DNAから転写された前駆m RNAの不要なイントロンを除外し、エキソンを組み合わせてm RNAの再構成を起こすことで、特定の抗原に対応する数十万種類ともいわれる抗体をつくることが可能）
利根川進博士：抗体遺伝子のスプライシングによる多様性を発見し、“ノーベル生理学医学賞”を受賞
メモリーＢ細胞：過去に侵入した抗原を正確に覚えているＢ細胞
クロストリジウム・ブチリカム：*Clostridium butyricum*
バイオテクノロジー：Biotechnology
エイズ：AIDS
がん：Carcinoma
デンジャーセオリー：danger theory
Treg細胞：Tregulatory cell

5. 自己免疫疾患

ところで、免疫は自己抗原（自分の体細胞や組織）に対しては抗体や感作Ｔリンパ球、キラーＴ細胞などを産出しないのが原則です。

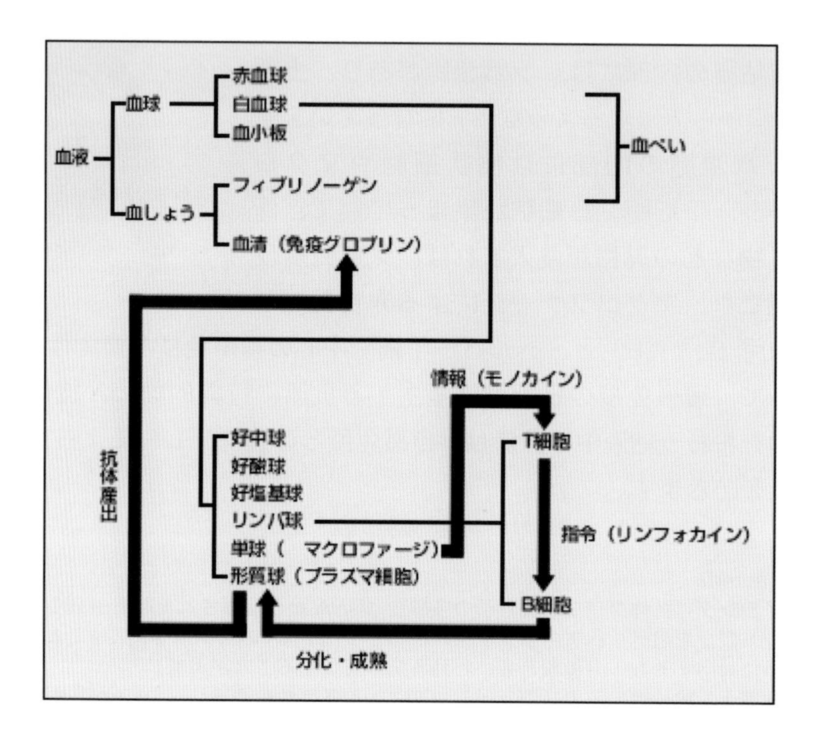

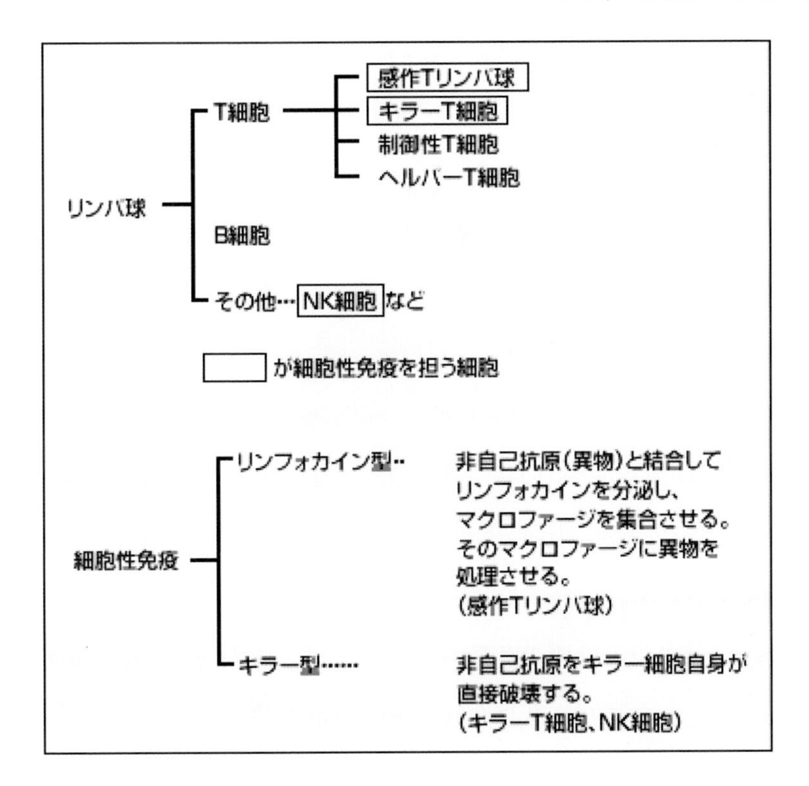

しかし、この原則がときとして破られ、自分の身体の成分を攻撃排除する悪玉免疫細胞（自己免疫型Ｔ細胞「Th17 細胞」）がつくられることがあります。

この悪玉免疫細胞が機能活動すると、さまざまな自己免疫に関わる病気が発症します。これが自己免疫疾患といわれるものです。自己免疫疾患には、全身性自己免疫疾患と臓器特異的自己免疫疾患とがあります。

（1）全身性自己免疫疾患

すべての細胞内に存在する核や細胞質たんぱく質を標的とした免疫反応により、全身性の炎症や臓器障害が生じます。

a. 全身性エリテマトーデス（SLE）

顔面蝶形紅斑、骨破壊を伴わない左右対称性の関節炎、腎障害など、多彩な全身症状が現れます。

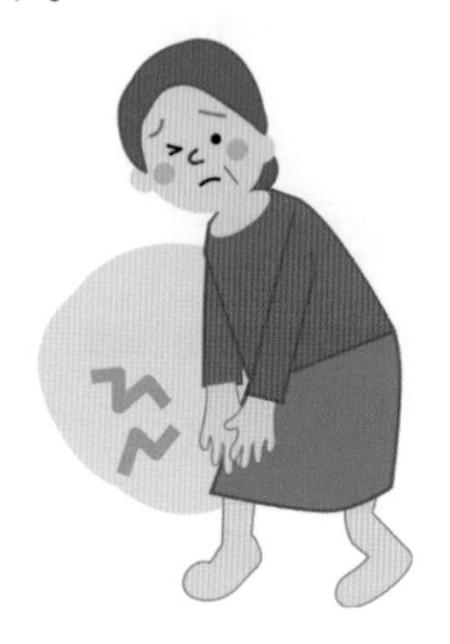

b. 関節リウマチ（RA）

外敵に立ち向かうはずの免疫が内乱を起こして関節を保護する滑膜を攻撃するため、滑膜の炎症により、左右対称に関節変形と骨の破壊を引き起こす病気です。

そして、関節リウマチの原因として、TNF-α（腫瘍壊死因子）という物質が関わっていることが同定されています。

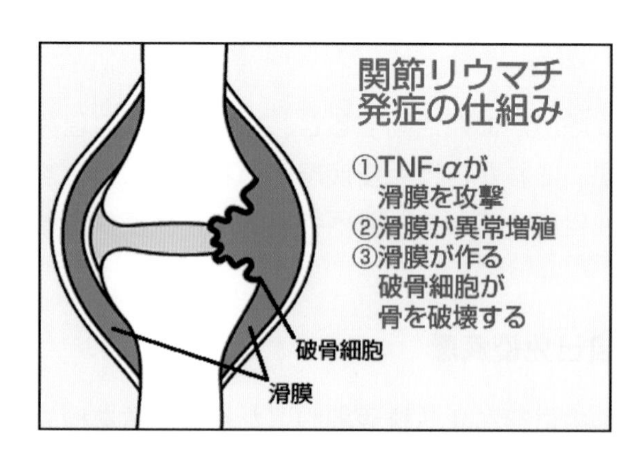

①	免疫担当細胞（Ｔ細胞やＢ細胞、マクロファージなど）間の情報伝達を担う物質の１つ TNF-αが関節の軟骨の表面にある滑膜を攻撃する。
②	滑膜の異常増殖を引き起こす。
③	滑膜が作る破骨細胞が関節の骨や軟骨を破壊する。やがて関節は変形する。
	TNF-α：サイトカインの一つで腫瘍壊死因子と呼ばれ、腫瘍を攻撃する物質。この物質が関節リウマチの関節では大量に産生され、腫れや痛みなどの炎症と関節の破壊に大きく関わっています。

また、関節リウマチの腫れや痛みは「気圧」と統計学的に負に相関（気圧が低いほど関節リウマチの腫れや痛みの指標が悪化する）し、なかでも３日前の「気圧」と最もよく相関します。

このことから、関節リウマチの患者さんが実感している「天気が悪くなるとリウマチが悪化する」という自覚症状が、統計学的にも事実であることが明らかになりました。

京都大学が、英文誌「PLOS ONE」の電子版に 2014 年１月 15 日に発表

関節リウマチの症状は、はじめは倦怠感や食欲不振、微熱が続き、身体のあちこちに痛みを感じ、やがて、関節に左右対称に関節痛が顕著に現れ、関節が腫れて変形するようになります。

中年女性に多く発症し、胸膜炎や心筋炎、胃腸の潰瘍、角結膜炎などを併発することもあります。

c. シェーグレン症候群

主に涙腺や唾液腺などに炎症が起こり、独特の乾燥症状のでる病気です。

目や膣や口の中が乾き、涙や唾液などが出にくくなり、耳下腺が腫れることもあります。

（2）臓器特異的自己免疫疾患

特定臓器にのみ存在する特異的な抗原に対する免疫応答により、その臓器に病変が生じます。

a. Ⅰ型糖尿病

キラーT細胞が膵臓のランゲルハンス島β細胞を破壊することにより、インスリンの絶対的不足が起こる病気です。

b. 重症筋無力症

神経筋接合部のニコチン性アセチルコリン受容体を自己抗体が攻撃することによって、神経筋接合部の伝達障害が起こり、筋肉の易疲労感や筋脱力を生じる病気です。

c. バセドウ病、グレーブス病

甲状腺刺激ホルモンレセプターに対する自己抗体が甲状腺を刺激し、甲状腺ホルモンが過剰に産生される病気。

バセドウ病の3大症状は甲状腺腫、眼球突出、頻脈です。

d. 橋本病

甲状腺ペルオキシダーゼに対する自己抗体が甲状腺組織を破壊することによって甲状腺機能が低下する病気です。

e. 特発性血小板減少性紫斑病

血小板に対する自己抗体が血小板を破壊する結果、抗血小板自己抗体の産生が起こります。

紫斑、鼻出血、粘膜出血などを生じ、生命を脅かす頭蓋内出血に代表される重大出血が起こることもあります。

そして、悪玉免疫細胞をつくる遺伝子（Ｉカッパ―Ｂゼータ：IκＢζ）も発見されています。

東京医科歯科大学などの研究グループ
「Nature」2010.04.11 オンライン版から引用

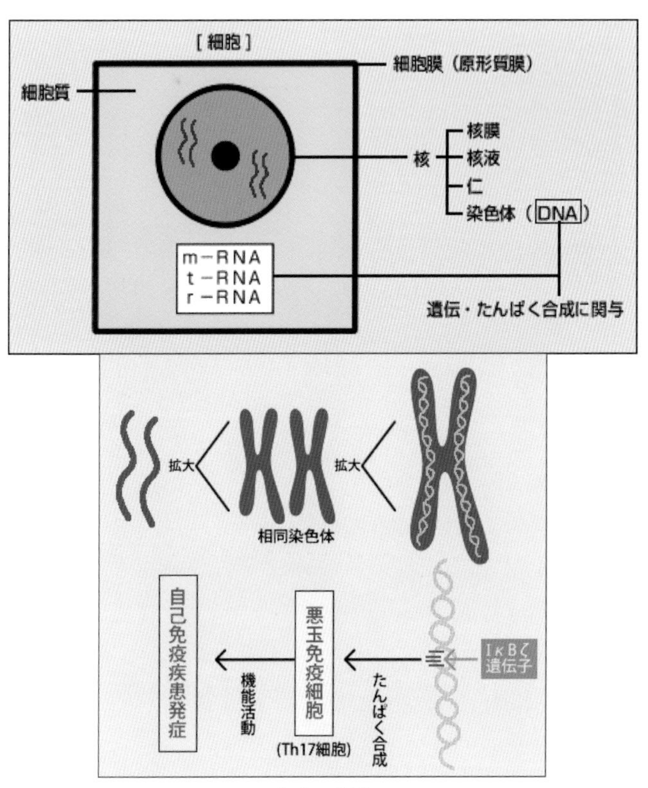

イメージ図

もし、このＩカッパーＢゼータ遺伝子の働きを抑えることができれば、悪玉免疫細胞の産出は少なくなります。そうなれば、自分が自分の身体の成分に対して攻撃排除する抗原抗体反応は激減します。

これらのことから、自己免疫疾患を治療する新規の方法として期待できるのでは…。

悪玉免疫細胞：自己免疫型Ｔ細胞「Th17 細胞」
自己免疫疾患：Autoimmune disease
全身性エリテマトーデス：SLE
関節リウマチ：RA
TNF- α：腫瘍壊死因子 Tumor necrosis factor- α
シェーグレン症候群：SjS
糖尿病：DM
重症筋無力症：MG
バセドウ病：BD
グレーブス病：GD
橋本病：HD
特発性血小板減少性紫斑病：ITP

6. 膠原病

膠原病は、結合組織疾患、リウマチ性疾患、自己免疫疾患とを合わせもつ疾病グループです。

①結合組織疾患

細胞の結合組織（細胞と細胞をくっつけている膠でできたのりのような物質）に病変が起こるもの。

②リウマチ性疾患

身体を動かすための運動器（関節、筋肉、骨、じん帯、腱など）に痛みの症状が出るもの。

③自己免疫疾患

自分の身体をつくっている細胞や組織を敵（抗原）と勘違いして兵隊（抗体）を大勢集め、内乱を起こして自分で自分の身体を攻撃したり排除したりする結果、さまざまな“病気”が起こるもの。

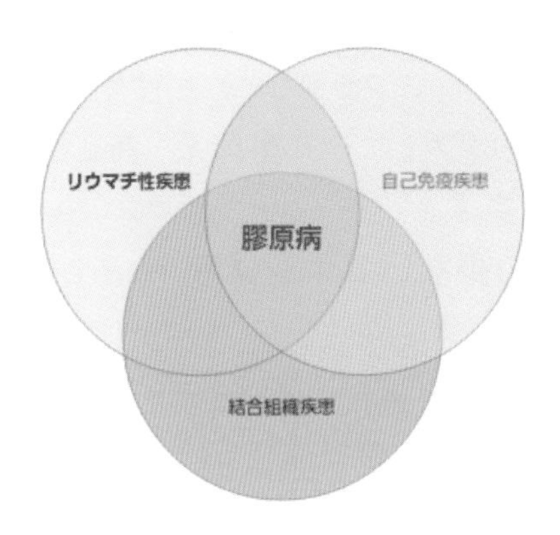

■**治療方法**

基本的には対症療法として薬剤の投与を行います。

使用される薬剤の代表的なものに、痛みをやわらげる「鎮痛剤」、炎症を鎮めたり免疫反応を抑制する「ステロイド剤」、免疫に関わる細胞の分裂や増殖を邪魔することにより免疫反応を抑える「免疫抑制剤」があります。

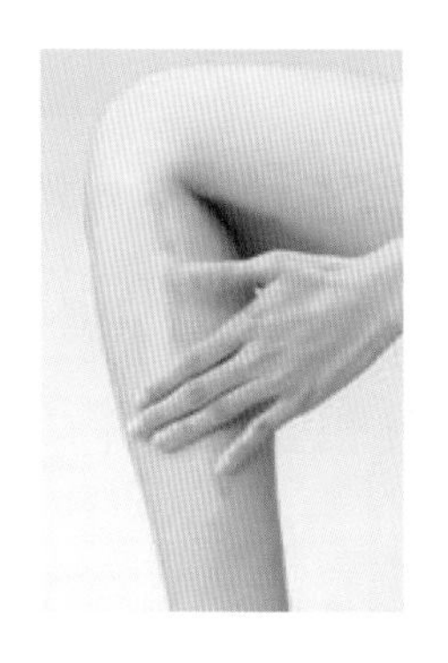

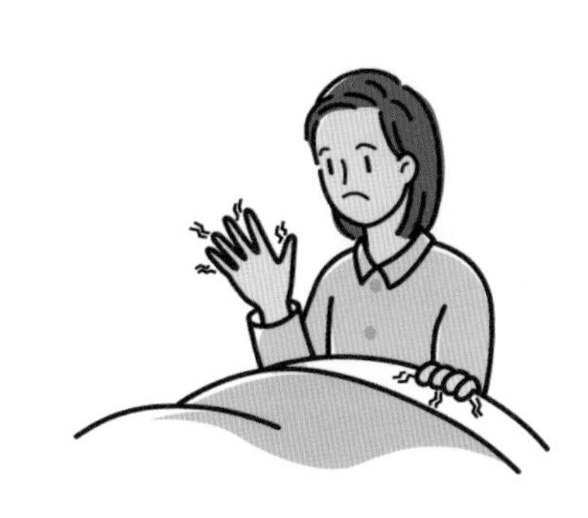

（1）膠原病に用いられる主な鎮痛剤

非ステロイド性消炎鎮痛剤が使われます。

軽症には、緩和で副作用も少ない半減期の短いプロピオン酸系（商品名：ロキソニン、ブルフェン、ニフランなど）が使用されます。

重症には半減期の長いフェニール酢酸系（商品名：ボルタレン、インテバンなど）が用いられます。

消化器への副作用の少ないコキシブ系（商品名：セレコックスなど）もよく使われています。

非ステロイド性消炎鎮痛剤の特徴（とくに関節リウマチに対して）

・鎮痛効果が早く現れる
・抗炎症効果は１～２週間かかる
・病状進行阻止や関節破壊防止はない
・非酸性消炎鎮痛剤より酸性消炎鎮痛剤が作用は強い

(2) 膠原病に用いられる主なステロイド剤

代表的なステロイド剤には、次のようなものがあります。

・プレドニゾロン（商品名：プレドニン）

・メチルプレドニゾロン（商品名：メドロール）

・デキサメサゾン（商品名：デカドロン）

・ベタメサゾン（商品名：リンデロン）

膠原病にはステロイド剤を長期間連続して使用します。

しかし、効果があるということは副作用もそれなりにあるということになります。

主な副作用は次のとおりです。

■大量投与で出現する副作用

・免疫抑制作用のため細菌などに感染しやすい。

・糖尿病

・胃潰瘍

・精神症状を来たす

・ムーンフェイス

・中心性肥満など

■長期間投与で出現すると思われる副作用

・副腎機能低下

・骨粗しょう症

・脂質異常症

・高血圧症

・筋力低下・筋肉痛

・白内障・緑内障など

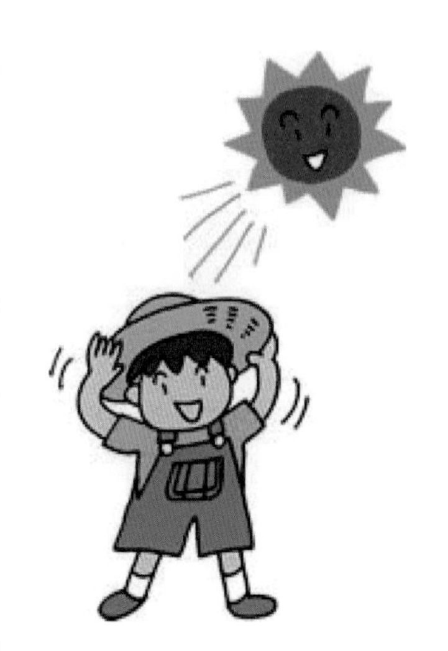

ステロイド剤は骨をつくる基本となる骨芽細胞の機能やコラーゲンの合成を直接抑制すると同時に骨吸収（骨破壊）を促進するので骨粗しょう症を招きます。

骨粗しょう症の予防には運動療法や食事療法があります。

また、骨粗しょう症の治療には、活性型ビタミン D_3 製剤、ビタミン K_2 製剤やカルシウムなどを服用しますが、骨粗しょう症の治療と予防には、何よりも直射日光（紫外線）が必要なことはいうまでもありません（光線過敏症の方は注意してください）。

骨粗しょう症の治療薬には、次のようなものがあります。

- 腸管からのカルシウムの吸収を促進して体内のカルシウム量を増やす薬剤
  …活性型ビタミン D_3 製剤（ワンアルファ、アルファロールなど）
- 骨の形成を促進する薬剤
  …ビタミン K_2 製剤（グラケー、ケイツーほか）
- 骨吸収を抑制する薬剤
  …女性ホルモン製剤（エストリール、プレマリンほか）
  …ビスフォスフォネート製剤（ボナロン、フォサマック、ベネット、アクトネルほか）
  …塩酸ラロキシフェン（エビスタ）
  …カルシトニン製剤（エルシトニンほか）

(3) 膠原病に用いられる主な免疫抑制剤

免疫抑制剤はステロイド剤の効果が十分でないときなどに代わりになったり、ステロイド剤と併用されたりします。

代表的な免疫抑制剤（商品名）には、次のような薬剤があります。

・アルキル化剤（エンドキサンP）
・代謝拮抗剤（アザニン、イムラン、リウマトレックス、ブレディニン）
・T細胞活性阻害剤（ネオーラル、プログラフ）

免疫抑制剤の全般に共通する副作用があります。

・ウイルスに感染しやすくなる
・骨髄の働きを抑えるので造血障害がある
・胎児に形態異常を招く可能性がある
・肝障害、脱毛、胃腸障害

免疫抑制剤は通常内服で使用されていますが、リウマチ治療薬には注射剤が用いられるようになってきました。

その代表的な生物学的製剤は次のような薬剤です。

・TNF-α阻害剤（エンブレル、レミケード、ヒュミラ、シンポニーなど）
　…炎症性サイトカインの産生抑制剤
・T細胞選択的共刺激調節薬（オレンシアなど）
　…T細胞の働きを抑え、TNF-αやIL-6などの炎症サイトカインの過剰な産生（サイトカインストーム）を抑える薬剤
・IL-6受容体モノクローナル抗体（アクテムラなど）
　…IL-6とIL-6受容体の結合を阻害し炎症サイトカインの過剰な産生を抑える薬剤

膠原病に用いられる免疫抑制剤には問題点もあります。

・膠原病を完治させるわけでなく、膠原病の症状を抑え込むことを目的として使用する。

・治療効果に個人差がある。

・免疫抑制作用により、結核が復活したり、肺炎を起こしやすくなったり、がんに対する免疫反応が低下する可能性がある。

・高薬価である。

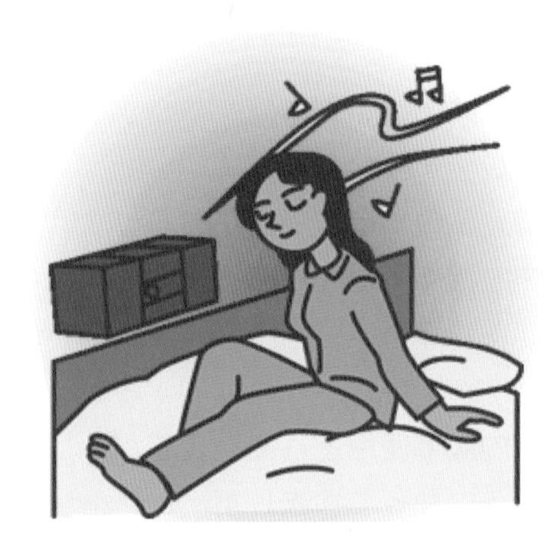

結合組織疾患：Connective tissue disease
リウマチ性疾患：Rheumatoid disease
自己免疫疾患：Autoimmune disease
非ステロイド性消炎鎮痛剤：NSAIDs（nonsteroidal antiinflammatory drugs）
TNF：Tumor necrosis factor（腫瘍壊死因子）
T：Thymus（胸腺）
IL：Interleukin
TNF-αアルファ阻害剤：炎症性サイトカインの産生抑制剤
T細胞選択的共刺激調節薬：T細胞の働きを抑え、TNF-αやIL-6などの炎症サイトカインの過剰な産生を抑える薬剤
IL-6受容体モノクローナル抗体：IL-6とIL-6受容体の結合を阻害し炎症サイトカインの過剰な産生を抑える薬剤
IL-6：炎症性サイトカインであるとともにTreg細胞とTh17細胞の分化バランスを調整します。
サイトカインストーム：サイトカインが増えすぎて免疫の働きが暴走する状態

7. 免疫不全症

免疫に関わる細胞や分子の欠損または機能低下によって免疫が働けず、感染症を繰り返す病気は免疫不全症と呼ばれます。

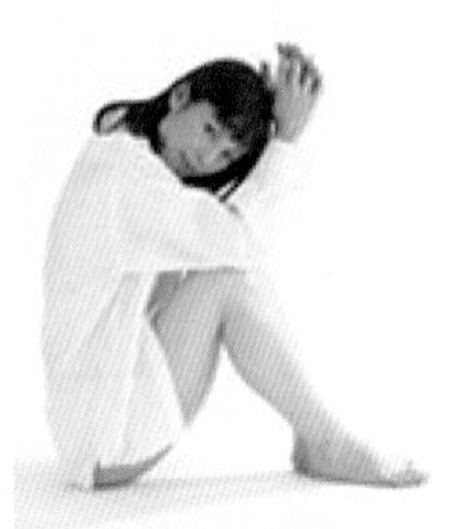

免疫不全症には、先天的あるいは遺伝的に起こる原発性免疫不全症と、ヒト免疫不全ウイルス（HIV）などのウイルス感染、抗悪性腫瘍薬、免疫抑制剤などによって起こる続発性免疫不全症があります。

ここでは、HIV が起こす感染症についてチョコット考えてみます。

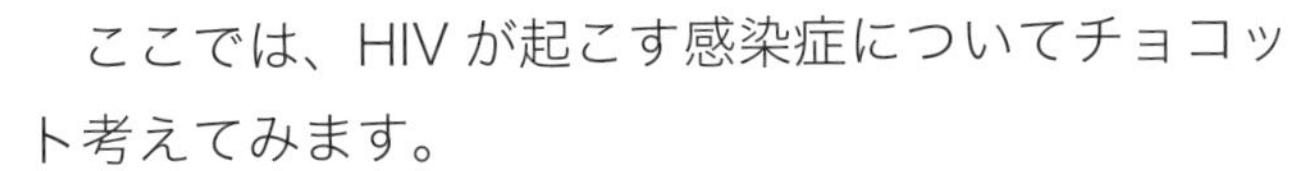

HIV はマクロファージとヘルパーＴ細胞に感染して、進行性の、重症の免疫不全を引き起こすウイルスです。

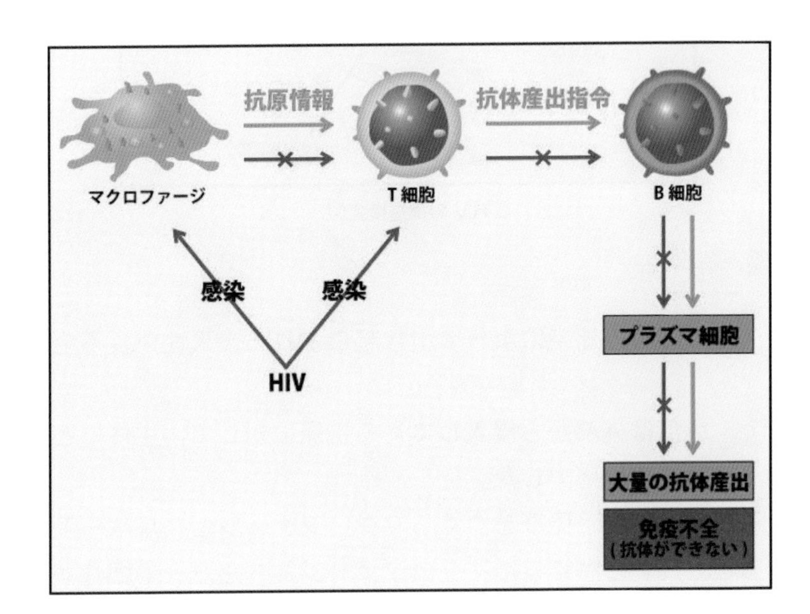

HIV は感染している人の血液、膣分泌液、精液、乳汁、唾液、涙、汗、便などに認められます。

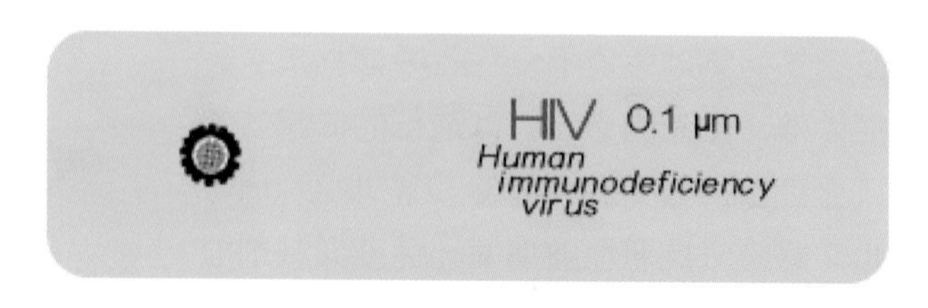

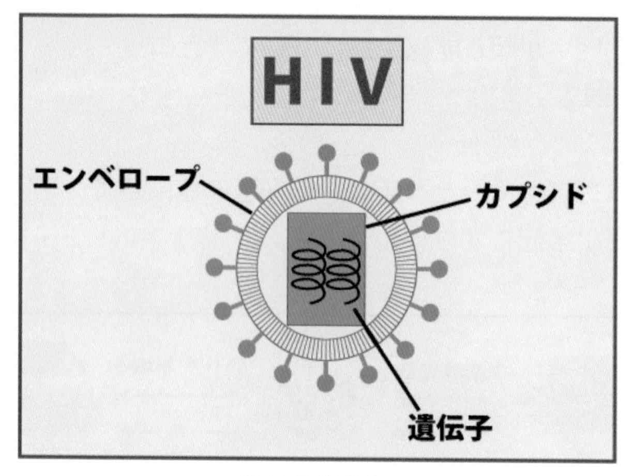

HIV の構造模式図

エイズは、HIV の感染によって引き起こされる後天性免疫不全症候群です。

ここで、免疫は外部から侵入してくる抗原に対して、生体にとって有利に働く抗原抗体反応でした。

ところが、HIV が、免疫をつくるマクロファージとヘルパーＴ細胞に感染すると、HIV に感染したマクロファージとヘルパーＴ細胞からはウイルス構造の たんぱく質とウイルス粒子がつくられます。

そして、大量につくられ、成熟した HIV はマクロファージとヘルパーＴ細胞を破壊して細胞の表面から飛び出していきます。

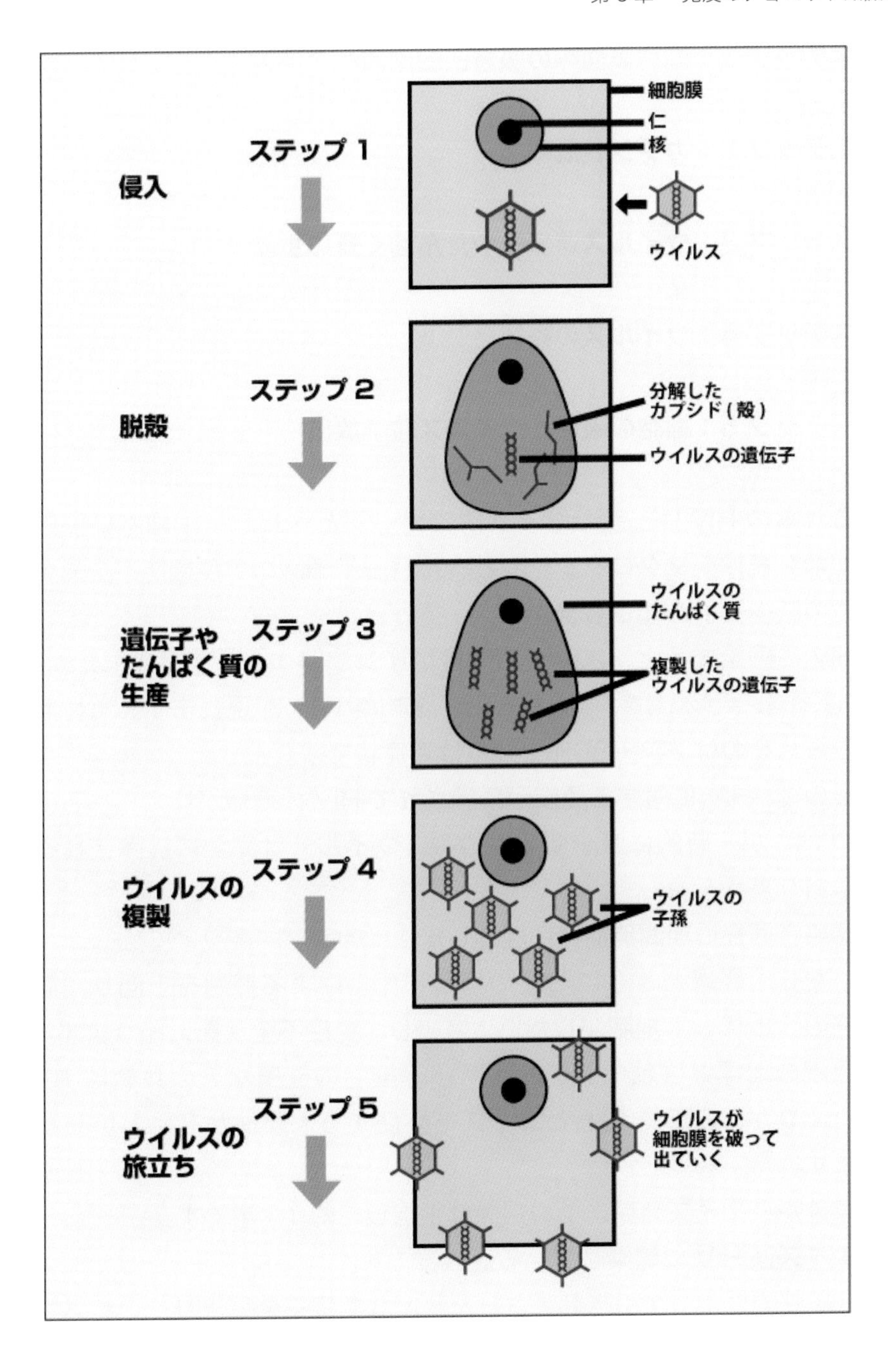
細胞膜
仁
核
ステップ１
侵入
ウイルス
ステップ２
脱殻
分解した
カプシド（殻）
ウイルスの遺伝子
ウイルスの
たんぱく質
ステップ３
遺伝子や
たんぱく質の
生産
複製した
ウイルスの遺伝子
ステップ４
ウイルスの
複製
ウイルスの
子孫
ステップ５
ウイルスの
旅立ち
ウイルスが
細胞膜を破って
出ていく

ステップ１：細胞表面への吸着、細胞内への侵入

↓

ステップ２：カプシド脱殻

↓

ステップ３：ウイルス遺伝子やたんぱく質の生産

↓

ステップ４：ウイルスの複製

↓

ステップ５：細胞の破壊、ウイルス粒子放出

これらのHIVは、新たなマクロファージとヘルパーT細胞に侵入して増殖を続け、マクロファージとヘルパーT細胞の免疫機能不全や免疫細胞の減少を引き起こします。

HIVに感染すると、2～4週間後にインフルエンザ様症状（発熱、咽頭痛、頭痛、全身倦怠感、リンパ節腫脹、筋肉痛など）が現れます。急性症状がみられるのは20～50％で残りは無症状です。

その後、HIVに対する免疫が誘導されてHIVの増殖が抑えられるので、血中HIVが一時的に減少するものの、ウイルスは完全に排除されることはありません。

感染者は長い期間無症状で経過します（無症候性キャリア）。

しかし、経過とともにHIVの増殖が免疫による抑制を上回り、宿主細胞のヘルパーT細胞がしだいに減少し、免疫不全状態に陥ります。

免疫の指標とされているヘルパーT細胞の健康な人の数値は1000以上ですが、200を切るとエイズを発症する危険性が高いといわれています。

感染からエイズ発症までの期間は平均して約10年です。

エイズはHIVに感染している症候群です。

HIV感染によって引き起こされた高度な免疫不全により、日和見感染症や腫瘍、認知症などの二次的疾患を合併します。

エイズの段階にいたると、血中のHIVは増加し、ヘルパーT細胞は著明に減少します。全身症状（下痢、体重減少、発熱など）、日和見感染症（ニューモシスチス肺炎、サイトメガロウイルス感染症、カンジタなどの真菌症、抗酸菌症など）、腫瘍（カポジ肉腫、リンパ腫など）、神経症状（脳症、認知症など）などを合併して複雑な病状を呈します。

感染には、性行為による感染、血液による感染、母子感染がありますが、HIVが血液中で増殖しなければ感染は成立しません。

(1) 性行為による感染

セックスで感染するのは、精液や膣分泌液に含まれているHIVが尿道の粘膜や子宮の内膜を通って、その内側にある血管の中に入るからです。皮膚にHIVが付着しても感染しないのは、粘膜はウイルスは通すが皮膚はウイルスを通さないからです。それでも、ウイルスが粘膜を通るためには長時間の接触が必要です。

(2) 血液による感染

HIVを含んだ血液や血液製剤によって感染が成立するのは、HIVを直接血管の中に注入するからです。また、麻薬の回し打ちも同じで、先に麻薬を打った人の血液に含まれるHIVが麻薬とともに血管の中に入ることにより感染します。

(3) 母子感染

HIVに感染している母親から生まれてくる子供は、産道の中の血液や帝王切開のときに出る血液が体表の粘膜から吸収されたり、口から飲み込まれたりするなどの理由で HIV に感染することがあります。確率としては、膣を通って生まれると10人中3人が感染し、帝王切開では10人中2人が感染するといわれています。さらに、生まれたときにはHIVに感染していない子供も、HIVに感染している母親から母乳をもらうと、HIVに感染します。感染している母親は、せっかく出ている母乳であってもそれを子供に飲ませることができなくなります。

■治療

HIVの分子生物学的な研究が進んだ結果、AIDSの治療は不可能ではありません。

薬剤でHIV増殖を抑制して進行を遅らせることも大事です。

1. HIVが宿主細胞に結合する段階を阻害する薬剤
   CCR5阻害剤などによるHIV粒子と細胞表面レセプターとの結合・膜融合の阻害。
2. 逆転写酵素の作用を阻害する薬剤
   NRTI、NNRTI
3. HIVのたんぱく質合成を抑制する薬剤
   インテグラーゼ阻害剤（INSTI）
4. HIVたんぱく質から糖を切り取る酵素の作用を抑制する薬剤
   HIVのプロテアーゼ阻害剤
5. HIVの出芽を減少させる薬剤

などがあるとのことです。

HIV：Human immunodeficiency virus（ヒト免疫不全ウイルス）
エイズ：AIDS（Acquired Immunodeficiency Syndorome）

8. がんと免疫

がんはピロリ菌、肝炎ウイルスなどによる持続感染や食生活、たばこ、ストレスなどによって自分の細胞だったものが、神経やホルモンなどの抑止を無視して自分勝手に異常増殖をするようになった細胞です。

まず、がん細胞は基底膜を破壊（突破）し、周囲に縄張りを拡げ（浸潤）、さらには、遠く離れた場所に飛び、そこでも活発に異常増殖（転移）を始めます。

がん細胞の発生要因は、細胞分裂時の DNA 複製のエラーや紫外線や感染、化学物質、放射線などの影響を長期にわたって受けると遺伝子に変異が起こり、がん細胞が発生します。

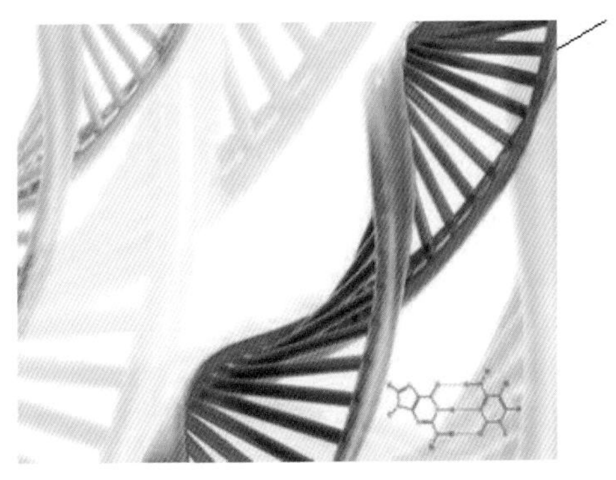

DNA

ヒトを構成する数十兆の細胞は、分裂や増殖に加えてDNAに傷ができれば、細胞核外で働くドライバー遺伝子の1つのがん抑制遺伝子P53の働きにより、その傷を修復して細胞が異常増殖するのを防ぎます。

また、仮に、がん化した異常細胞が出現したとしても、免疫システムの能力が優っていれば、がん細胞にアポトーシス（細胞死）を誘導し、さらに、細胞増殖の調整と抑制を行い、細胞の機能を正常に保ちます。

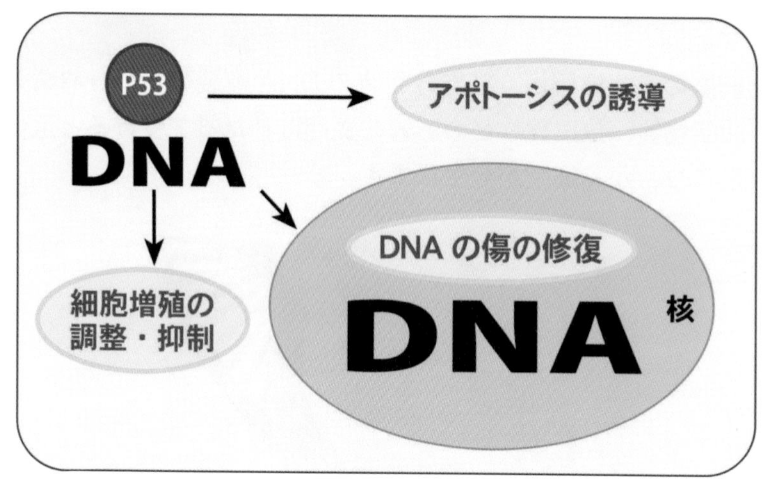

正常な細胞

参考）鈴木隆二「免疫学の基本がわかる事典」西東社

しかし、がん抑制遺伝子P53に異常が起こりその機能が損なわれると、遺伝子変異の蓄積やアポトーシスの不調、細胞の異常増殖を引き起こし細胞はがん化します。

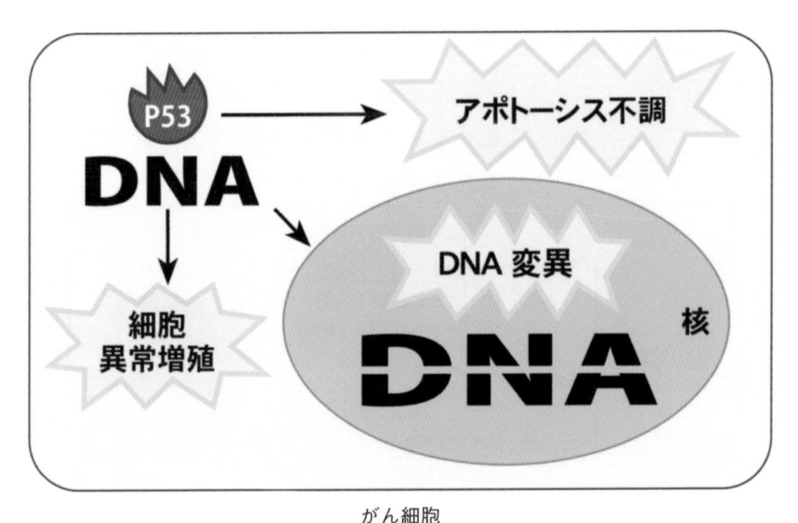

がん細胞

参考）鈴木隆二「免疫学の基本がわかる事典」西東社

ただ、一部の正常細胞ががん細胞に変異し続けているにもかかわらず、がんが頻繁に発生しないのは、免疫システムが、日々できてくるがん細胞を排除して、がんが大きくならないよう未然に防いでいるためと考えられています。

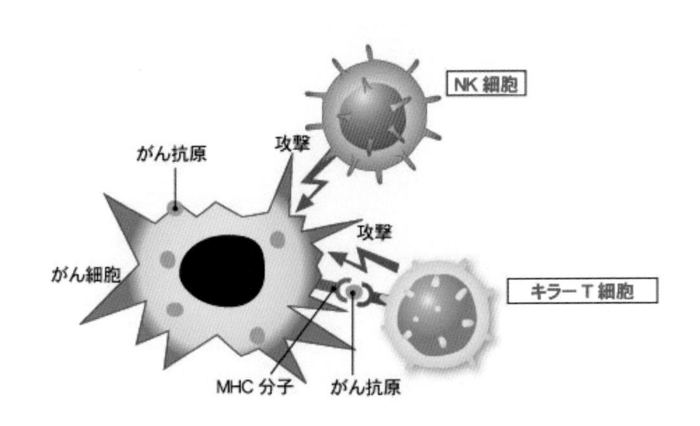

がん細胞と免疫細胞

参考）鈴木隆二「免疫学の基本がわかる事典」西東社

キラーT細胞はMHC分子とがん抗原を認識し、NK細胞はMHC分子の異常を察知してがん細胞を攻撃します。がん細胞には正常細胞には存在しない、がん特有のさまざまながん抗原があります。

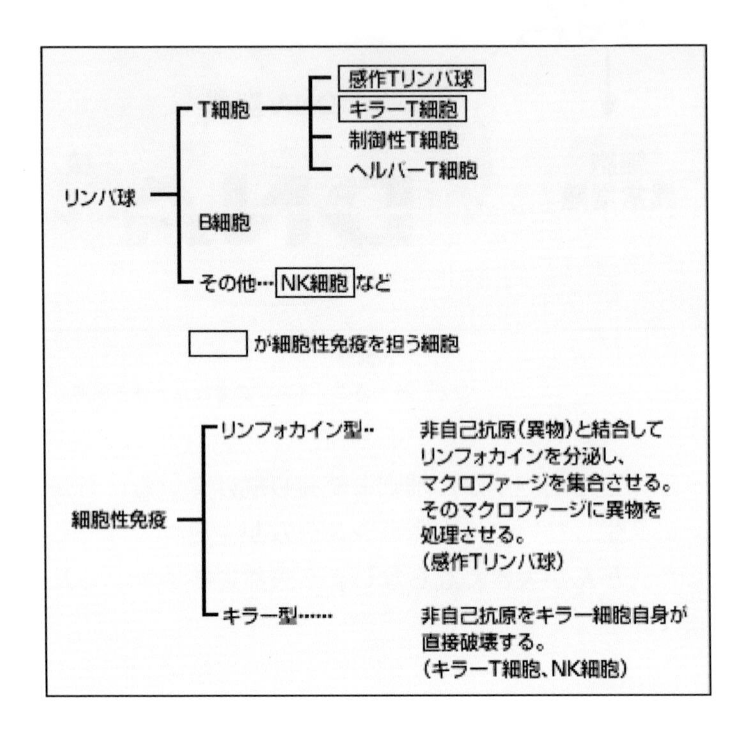

免疫システムの中のキラーＴ細胞は、

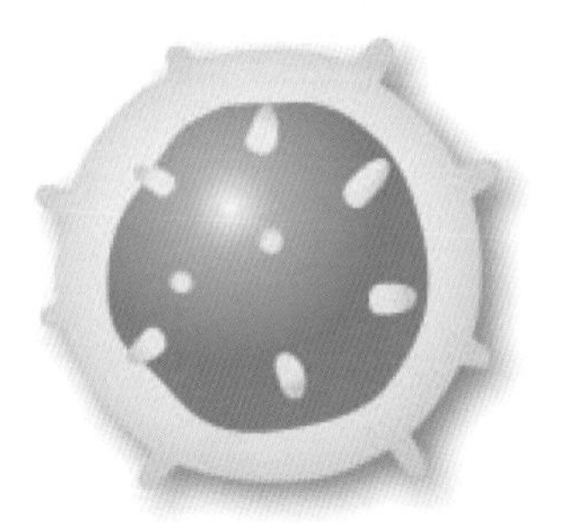

キラーＴ細胞

がん細胞の表面に **MHC 分子**とともに提示された
がん抗原を認識してがん細胞を殺します。

また、免疫システムの中の NK 細胞は、

NK 細胞
（ナチュラルキラー細胞）

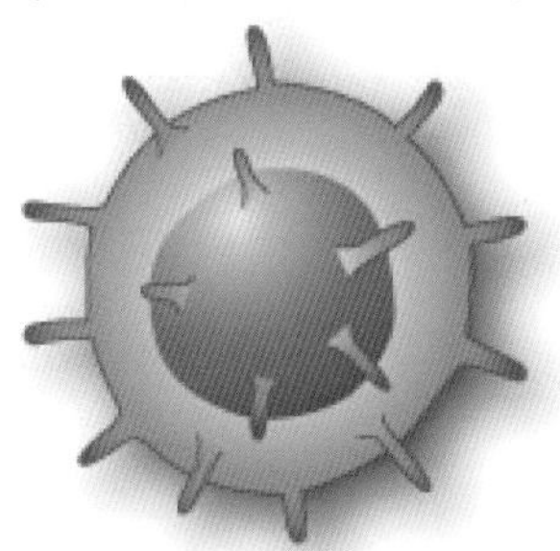

とくにがん抗原を認識するわけではないのですが、
がん細胞表面の **MHC 分子の異常**（減少や消失）を察知して
がん細胞を破壊します。

ところが、がん細胞は、こうした攻撃から逃れるために、がん抗原を細胞表面から消失させたり、目印となるMHC分子をなくしたり、また、免疫抑制物質を分泌したりして免疫細胞から逃避します（がん細胞の免疫回避）。

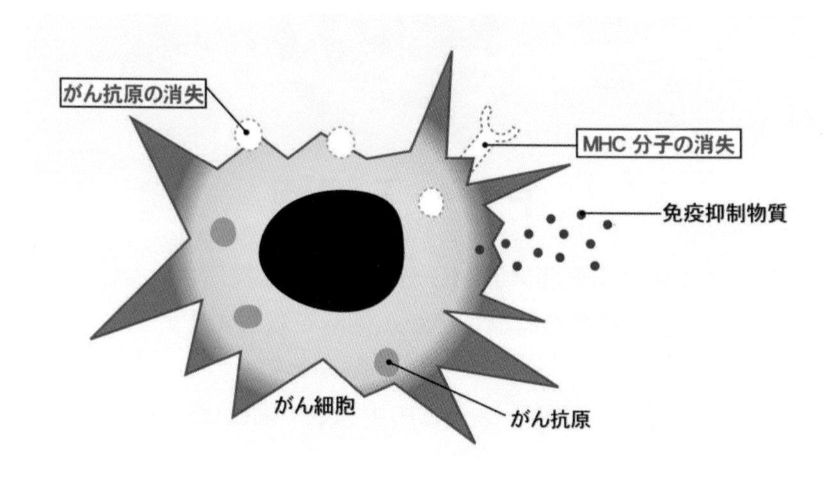

がん細胞の免疫回避

参考）鈴木隆二「免疫学の基本がわかる事典」西東社

がん治療には外科療法、化学療法、放射線療法の３療法が確立されていますが、第４の治療法として期待されているのが免疫療法です。

その免疫療法にもワクチン療法、抗体療法、細胞療法があります。

(1) ワクチン療法

免疫反応を促進させる物質や樹状細胞を混ぜて投与する療法

(2) 抗体療法

がん細胞に結合する抗体を投与する療法

(3) 細胞療法

がん細胞を殺すキラーＴ細胞を投与する療法

しかし、どの方法も効果は十分ではなく、標準的な治療法にはならなかったといわれています。

そこで、脚光を浴びてきたのが免疫チェックポイント阻害剤です。

(4) 免疫チェックポイント阻害剤

免疫細胞（Ｔ細胞など）は、活性化しすぎると自己の細胞を攻撃する自己免疫反応を起こすため、その表面には免疫反応を抑制する分子が備わっています。

このブレーキ役が免疫チェックポイント（PD-1 分子など）と呼ばれるもの（過剰な免疫反応にブレーキをかける分子）です。

しかし、がん細胞の中にはこの免疫チェックポイントに働きかけ、免疫反応を起こさせないようにしている分子（PD-L1 など）があります。

この分子の作用をブロックし、免疫細胞の本来の力を発揮させ、がん細胞を攻撃できるようにするのが免疫チェックポイント阻害剤（抗 PD-1 抗体など）です。

ヒトの身体の免疫に携わるＴ細胞（キラーＴ細胞）は、通常は異物であるがん細胞を攻撃します（Ｔ細胞の活性化）。

が、がん細胞がつくる PD-L1 という物質がＴ細胞の PD-1 受容体と結合すると、免疫機能がうまく働かなくなり、がん細胞を攻撃することができません（Ｔ細胞の活性化にブレーキ）。

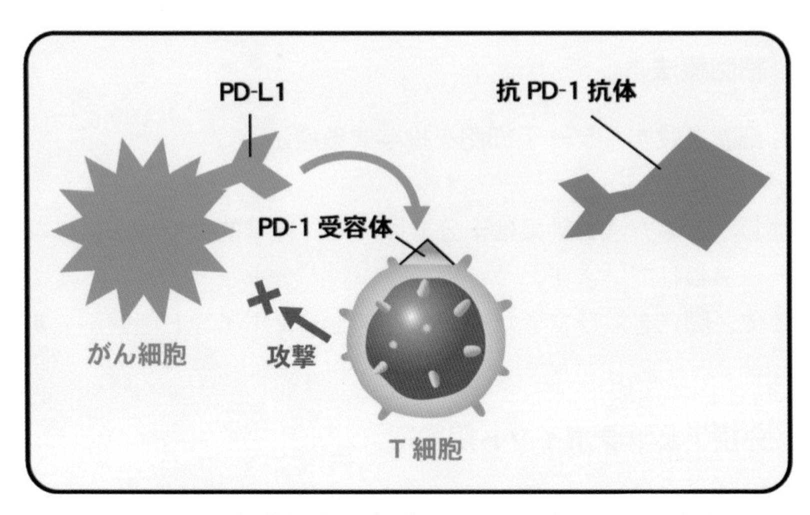

がん細胞、免疫細胞、免疫チェックポイント阻害剤

免疫チェックポイント阻害剤抗 PD-1 抗体は、
T 細胞の PD-1 受容体に結合し、
がん細胞の PD-L1 と T 細胞の PD-1 との結合を阻止します。

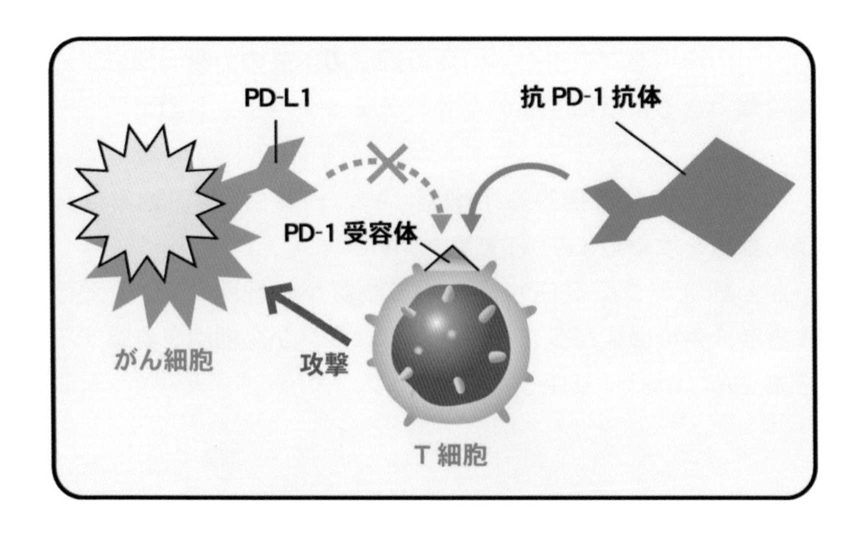

そうなると、**T 細胞はがん細胞をフルパワーで攻撃する**ことができます。
私たちの持っている“免疫”って本当にすごい！
“抗 PD-1 抗体”を“オプジーボ”に置き換えてみてください。

免疫チェックポイント阻害剤の問題点は、次のとおりです。
・治療効果に個人差がある。
・免疫反応のブレーキをはずすことにより、自己に対しても免疫反応がみられるようになる。
・治療費が高額。

ドライバー遺伝子：がんの発生・進展において直接的に重要な役割を果たす遺伝子
ピロリ菌：CagA たんぱくをもつ確実な発がん因子
P53 遺伝子：がんの発生を抑制する機能をもつドライバー遺伝子
アポトーシス：Apoptosis（細胞の自殺）
がん抗原：がん抗原ペプチド
MHC 分子：主要組織適合抗原遺伝子複合体（自己の目印）
PD-L1：Programmed deth-ligand 1
PD-1：Programmed cell death-1　免疫チェックポイント分子
ジェームズアリソン博士：本庶　佑博士：ノーベル生理学・医学賞（免疫チェックポイント療法の開発）

9. 臓器移植

臓器移植は、事故や病気や生まれつきの奇形などで、“大切な臓器の機能が失われ、命が危ぶまれるようなとき、他人の臓器の提供を受けて移植することで、その臓器の機能を回復させる医療”といわれています。

臓器の提供を受ける人はレシピエント、臓器を提供する人はドナーと呼ばれます。

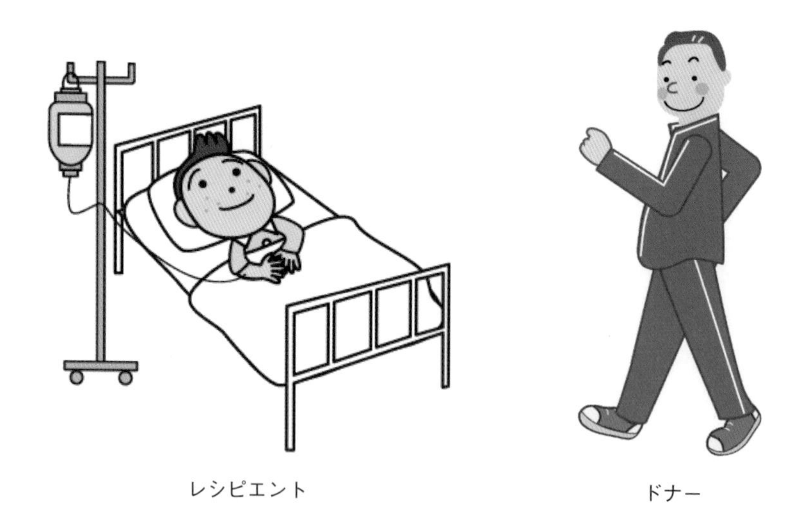

ところが、ドナーから提供された大切な臓器といえども、レシピエントからみれば、ただ単に異種たんぱく「異物」に他なりません。そして、レシピエントの免疫は、その異物とみなされた大事な臓器をいつものルールに従って排除するように働きます。このドナーの臓器とレシピエントとの臓器移植後の一連の生体反応が、拒絶反応です。

拒絶反応は、移植片を異物と認識したヘルパーT細胞によって起こります。

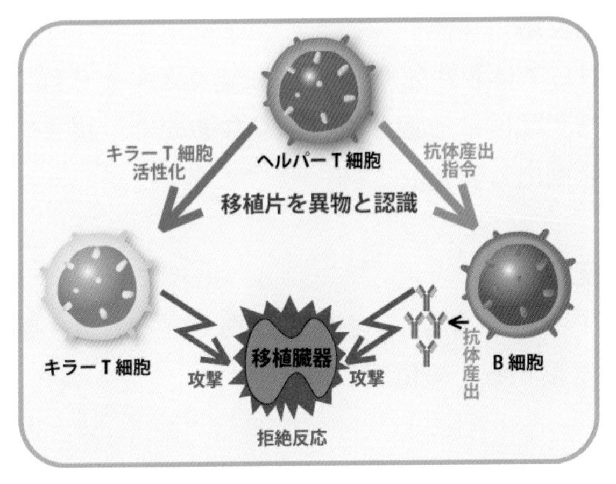

細胞性免疫　　　　体液性免疫

(1) 体液性免疫による拒絶反応

移植片を異物と認識したヘルパーＴ細胞は抗体産出の指令をＢ細胞に出すと、指令を受けたＢ細胞は分化・成熟してプラズマ細胞となります。さらに、プラズマ細胞は、特定の異物（ここでは特定の臓器）に対応する特定の抗体（IgG）を血清中に産出し、この抗体が移植臓器を攻撃（抗原抗体反応）するため拒絶反応が起こります。

(2) 細胞性免疫による拒絶反応

また、移植片の情報を取り込んだマクロファージから、異物としての抗原提示を受けたヘルパーＴ細胞が、キラーＴ細胞を活性化します。活性化されたキラーＴ細胞も移植臓器を攻撃することにより拒絶反応が起こります。

拒絶反応には、臓器移植後から 24 時間以内に発生する超急性拒絶反応と、移植後１週間から３ヶ月の間に起こる急性拒絶反応と、それ以降に起こる慢性拒絶反応とがあります。

①超急性拒絶反応

移植臓器に対して体液性免疫（抗体）が働くと考えられています。血栓などが形成され、臓器に血液が流れなくなるので、超急性拒絶反応のときは移植臓器を摘出します。

②急性拒絶反応

細胞性免疫（キラーT細胞）が主体。異物であるドナー臓器に対してキラーＴ細胞が攻撃するために起こります。

③慢性拒絶反応

移植後、数ヶ月から数年かけて徐々に進行する拒絶反応です。抗体やキラーＴ細胞の作用と考えられていますが詳細は不明です。血管が障害され、腎臓などの機能低下を起こします。

そして、移植された臓器への拒絶反応を回避するためには、主にリンパ球の活性化と増殖を阻止する免疫抑制剤が使用されます。

また、特定抗原に対する特異的拒絶反応の欠如あるいは抑制状態のことは、免疫寛容といわれます。

レシピエント：recipient
ドナー：donor
拒絶反応：rejection 反応
プラズマ細胞：形質球

10. 免疫抑制剤

免疫抑制剤は、自己免疫疾患やアレルギー、移植臓器の免疫反応を抑えるのに使用されます。

- 自己免疫疾患（関節リウマチ、重症筋無力症、全身性エリテマトーデス、クローン病、潰瘍性大腸炎など）の治療
- アレルギー（気管支喘息など）の治療
- 移植した臓器（心臓、腎臓、肝臓など）や移植した組織（骨髄、骨、皮膚など）に対する拒絶反応の抑制

副作用や危険性のない免疫抑制剤はありません。

大部分の免疫抑制剤は非選択的に作用するため、抑制された免疫は、感染の拡大や悪性腫瘍の発生などをうまく抑えることができなくなります。

そうなると、高血圧、脂質異常、高血糖、消化性潰瘍（胃潰瘍、十二指腸潰瘍）、肝臓や腎臓の機能障害などの副作用が現れます。主な免疫抑制剤には、特異的シグナル伝達阻害薬、細胞毒性薬、副腎皮質ステロイドがあります。

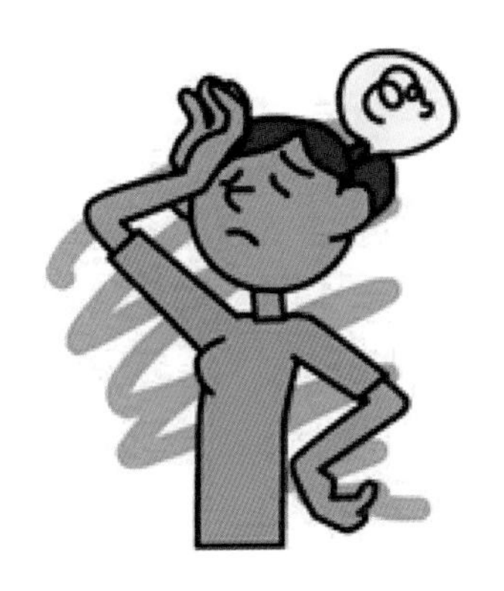

（1）特異的シグナル伝達阻害薬

代表的な薬剤に、シクロスポリン（ネオーラル）、タクロリムス（プログラフ）、シロリムス（ラパリムス、〈誘〉アフィニトール）などがあります。

これらは主としてヘルパーT細胞に作用して、細胞内シグナル伝達を阻害することで、T細胞を活性化し、増殖を促すインターロイキン2（IL-2）、そのインターロイキン2の産生を阻止します。

これにより、シグナル伝達阻害薬は移植臓器を攻撃するキラーT細胞などの働きを強く抑えることにより、免疫反応を抑制します。

（2）細胞毒性薬

がん細胞やT細胞、B細胞は分裂増殖するために活発なDNA複製を行い、このDNA複製には核酸や葉酸などを必要とします。

細胞毒性薬はT細胞とB細胞のDNA複製を阻害し、細胞分裂と増殖を抑えるため、免疫反応を抑制します。

免疫抑制剤としては、がんの治療の時よりも少量を用います。それでもT細胞とB細胞の分裂増殖には影響を及ぼし、免疫反応を低下させます。

①代謝拮抗薬

アザチオプリン……プリン合成阻害薬（アザニン、イムラン）
メルカプトプリン…プリン合成阻害薬（ロイケリン）
ミゾリピン…………プリン合成阻害薬（ブレディニン）
レフルノミド………ピリミジン合成阻害薬（アラバ）
メトトレキサート…葉酸拮抗薬（リウマトレックス）

②細胞障害性抗生物質

ダクチノマイシン、ブレオマイシン、マイトマイシンC、ダウノルビシン

③アルキル化薬

シクロフォスファミド（エンドキサンP）

（3）副腎皮質ステロイド

ステロイドはグルココルチコイド受容体を刺激して免疫抑制作用を現します。ステロイドは低用量では抗炎症作用を示しますが、ステロイドの高用量ではインターロイキン-2を含めたサイトカインの産生を抑えることにより、免疫反応を抑制します。

また、リンパ球の増殖や分化を直接抑える作用やマクロファージの活性化を抑える作用なども現れます（プレドニゾロン、メチルプレドニゾロンなど）。

免疫抑制剤の全般に共通する副作用には、次のようなものがあります。

・ウイルスに感染しやすくなる
・骨髄の働きを抑えるので造血障害がある
・胎児に形態異常を招く可能性がある
・肝障害、脱毛、胃腸障害

免疫抑制剤：imunosuppressive drug
特異的シグナル伝達阻害薬：リンパ球の活性化と増殖を阻止する薬剤
細胞毒性薬：細胞毒性薬はDNAの複製を阻害する
薬剤代謝拮抗薬：核酸合成阻害
細胞障害性抗生物質：DNAの中に入り込んでDNAの複製を阻害したり、DNA複製の酵素（DNAポリメラーゼ）の働きを阻害します。
アルキル化薬：DNAをアルキル化してDNAの複製阻害

11. 免疫寛容

ヒトをはじめとする哺乳類は、外から侵入してくる異物を排除するために、無限とも思えるほどの数の、異なる種類のＴ細胞やＢ細胞（抗体）を産出します。

これを「スプライシングによる抗体グロブリン分子の多様性」といい、DNA から転写された前駆ｍ RNA の不要なイントロンを除外し、エキソンを組み合わせてｍ RNA の再構成を起こし、特定の抗原に対応する数十万種類ともいわれる抗体をつくります。

そして、産出されたそれらの免疫は、自己や共生細菌（善玉微生物）、食物に対しては反応を示さないようになっています。

ところが、これら膨大な数の免疫の中には、自分の体細胞や組織（自己抗原）に対して攻撃するＴ細胞やＢ細胞ができることがあります。

この宿命的な大問題を防止するために、生体はさまざまなレベルにおける免疫寛容を生み出し、自己攻撃性を有するＴ細胞や自己を攻撃する抗体を産出するＢ細胞を発達の過程で除去（中枢性免疫寛容）あるいは免疫不応答状態（末梢性免疫寛容）にするという巧妙なメカニズムを樹立しています。

○中枢性免疫寛容…骨髄や胸腺で、自己に反応するＴ細胞やＢ細胞を除去するメカニズム

自己を攻撃する

T 細胞

↓

除去

［骨髄や胸腺］

自己を攻撃する

B 細胞

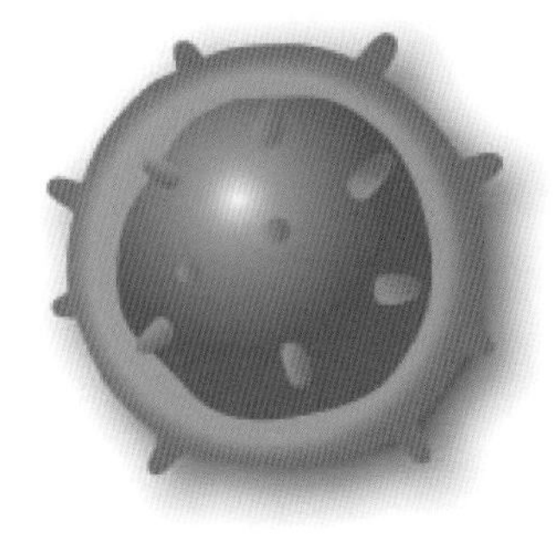

↓

除去

[骨髄]

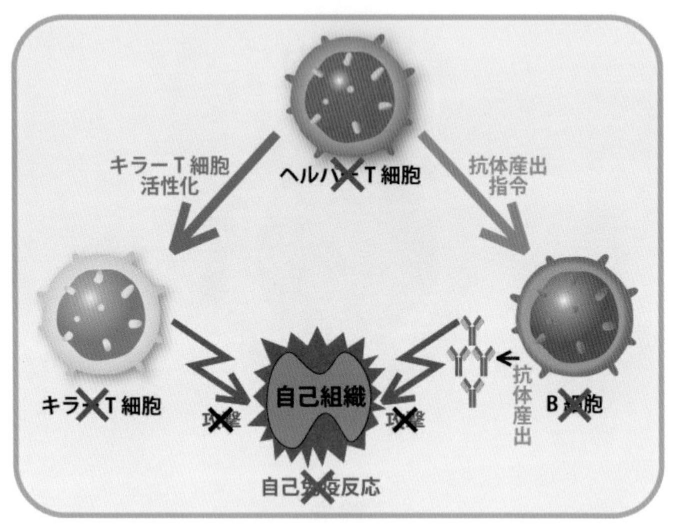

中枢性免疫寛容

○末梢性免疫寛容…中枢性免疫寛容で除去を免れた自己反応性細胞が、制御性Ｔ細胞によって免疫不応答状態に誘導されるメカニズム。

中枢性免疫寛容で除去を免れた自己反応性細胞

↓

制御性Ｔ細胞

↓

免疫不応答状態（アネルギー）に誘導

免疫寛容：immune tolerance
免疫不応答状態：アネルギー（anergy）
スプライシングによる抗体グロブリン分子の多様性：DNA から転写された前駆 mRNA の不要なイントロンを除外し、エキソンを組み合わせて mRNA の再構成を起こすことで、特定の抗原に対応する数十万種類ともいわれる抗体をつくること。

第7章
ウイルス感染症のチョコット知識

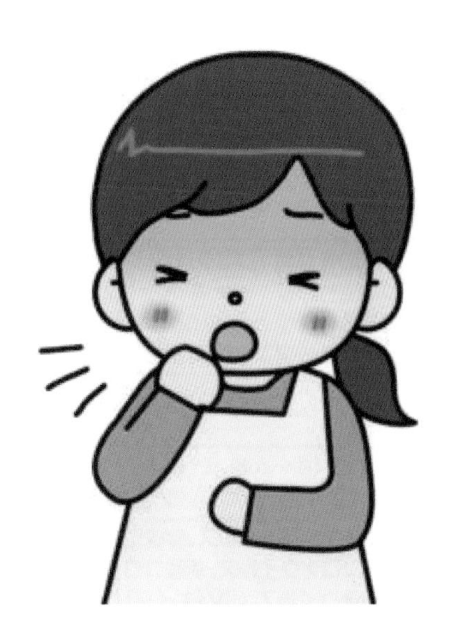

「感染症」という文言をよく見聞きします。
感染症は、寄生虫や病原微生物が宿主に侵入したときに発症する病気です。
そんな感染症の中で、とくに、ウイルス感染症についての情報を
チョコットお届けいたします。

Ⅰ．感染症と病原微生物

感染症は寄生虫や細菌、真菌、ウイルスなどの病原体が宿主に侵入することで発症する病気です。

主な病原微生物

感染症の原因となる原生動物や細菌、真菌、リケッチア、ウイルスなどを病原微生物といいます。

(a)原生動物	膣トリコモナス、赤痢アメーバ、マラリア病原虫
(b)スピロヘータ	梅毒スピロヘータ、回帰熱スピロヘータ
(c)細菌	グラム陽性球菌：ブドウ球菌、レンサ球菌など グラム陽性桿菌：結核菌、ボツリヌス菌、セレウス菌など グラム陰性球菌：淋菌、髄膜炎菌 グラム陰性桿菌：大腸菌、赤痢菌など
(d)真菌	白癬菌
(e)リケッチア	クラミジア（オーム病、そ径リンパ肉芽腫） リケッチア（発疹チフス、ツツガ虫病）
(f)ウイルス	インフルエンザウイルス、SARSコロナウイルス MARSコロナウイルス、新型コロナウイルス、ヘルペスウイルス 帯状疱疹ウイルス、HIV（エイズ）、ポリオウイルス

この中で細菌は、その形態と性質により、形が丸い球菌と“さお”状に細長い桿菌とに。さらに、それらの細菌はグラム染色で染まるもの（グラム陽性菌）と染まらないもの（グラム陰性菌）とに分けられます。

感染症：Infectious disease
宿主：host
寄生生物：parasite

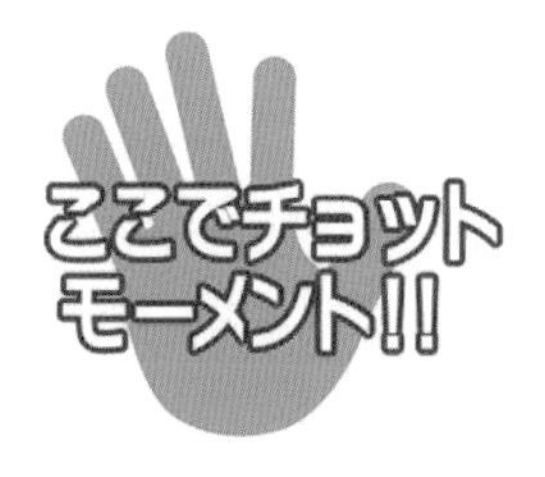

30 分に 1 回分裂する細菌 1 個の 10 時間後の細菌数は 2^{20} 個、約 100 万個になります。

細菌の増殖

1 個の細菌が分裂して 2 個になり、この新生された 2 個の細菌が次の分裂を始めるまでの時間を世代時間といいます。

栄養や培養温度などの環境にもよりますが、通常、最適の条件下では、大腸菌などの普通の細菌の世代時間は 20 ～ 30 分、結核菌の世代時間は 4 ～ 5 時間といわれています。

たとえば世代時間が 20 分の細菌　a 個　は 24 時間後には理論上　a × 2^{72}　個　まで増殖するはずです。しかし実際には培地の栄養不足や有害な代謝産物の蓄積などによる環境条件の悪化により、分裂速度が鈍るとともに死滅菌も増加するため、培地 1㎖中の生菌数は多くても 1 ～ 5 × 10^{8} 個程度です。

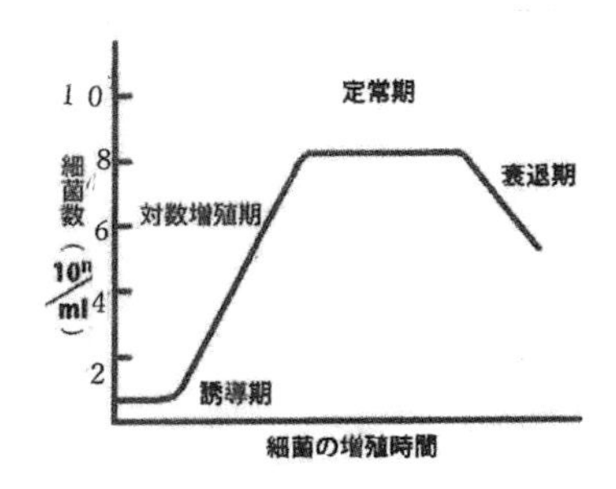

世代時間：Generation time

Ⅱ. ウイルスによる感染症

ウイルスは、原虫や細菌、真菌に比べてさらに微小な微生物です。

ウイルスは、生命体の基本単位である細胞ではなく、生命設計図の遺伝子（核酸：DNAまたはRNA）を持ち特殊な方法で増殖します。

ウイルスは、DNAまたはRNAの一方しか持っていません。そして、単独ではたんぱく質を合成することができません。

ウイルスは、生きている細胞内でしか増殖できません。（偏性細胞内寄生性）

ウイルスは、自前でたんぱく質を合成することも、エネルギーを産生することもできません。細胞に寄生（感染）すると、その細胞の機能を利用して増殖することができます。

ウイルスは、細胞外にあっては単なる微粒子で無生物ですが、ひとたび生きた細胞内に寄生すると生物としての特徴（遺伝子複製・増殖）を示します。

主なウイルス感染症

1）インフルエンザウイルスが起こす感染症

a）インフルエンザウイルスの特徴

膜たんぱく質や核たんぱく質の抗原性よって、インフルエンザウイルスには、A 型、B 型、C 型の 3 種類の型があります。

インフルエンザウイルスの比較

	A 型ウイルス	B 型ウイルス	C 型ウイルス
症状	もっとも重い	つぎに重い	ふつうのカゼと同じ
抗原	過度に変化しやすい	やや変化する	変化しない
HA	とても多彩	あり	あり
NA	とても多彩	あり	なし
流行の程度	パンデミック	流行	めったにない
自然ホスト	トリ、ウマ、ブタ、ヒト	ヒトだけ	不明

参考）生田 哲「ウイルスと感染のしくみ」ソフトバンククリエイティブ

b）インフルエンザウイルスの構造

インフルエンザウイルスは、一本鎖 RNA をたんぱく質の殻（カプシド）が包み、その外側を脂質でできた膜状の構造エンベロープが囲み、エンベロープの表面からはヘマグルチニンとノイラミニダーゼという抗原が突き出ています。

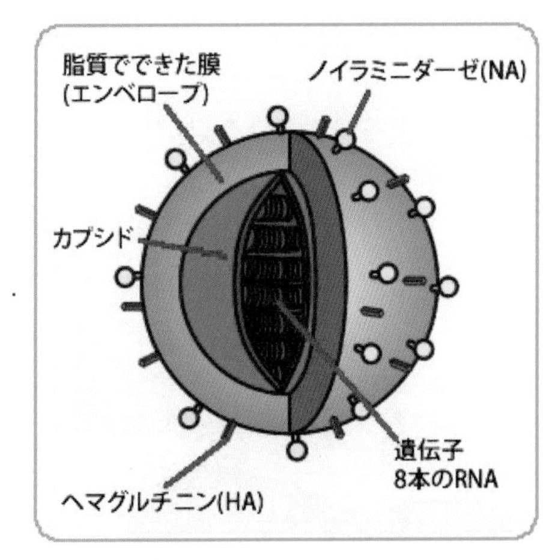

A 型インフルエンザウイルス

参考）生田 哲「ウイルスと感染のしくみ」ソフトバンククリエイティブ

＊インフルエンザ

インフルエンザは伝染性がきわめて強い感染症で、多くは急速に大流行し、ときには世界的大流行（パンデミック）となります。

インフルエンザは飛沫感染か接触感染後、２～３日の潜伏期間をおいて、悪寒、発熱、頭痛、咽頭痛などの初期症状をともなって発症し、からせき、喀痰などの上気道症状のほか、全身の筋肉痛や関節痛などの激しい症状が現れます。

さらに、細菌や真菌による二次感染を起こすことがあり、乳幼児や高齢者では重篤な肺炎や心筋炎を併発します。

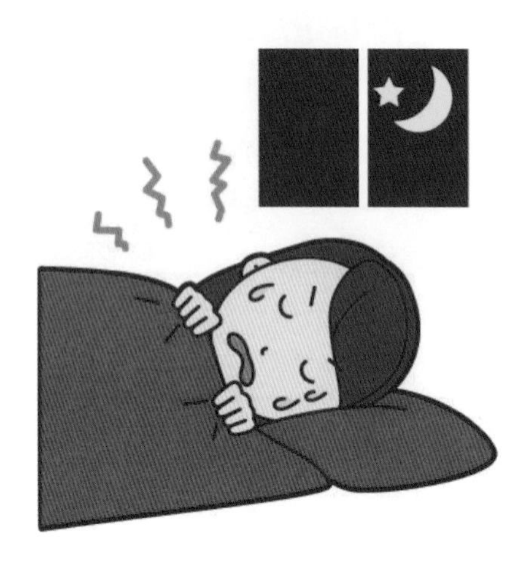

＊インフルエンザ肺炎

大量増殖したウイルスによって気道粘膜が破壊され、インフルエンザウイルスが肺まで入り込んだために発症する肺炎です。

38℃以上の発熱と息苦しさや胸の痛みを感じ、痰をともなう激しいせきが起こることがあります。

肺炎球菌やブドウ球菌、インフルエンザ菌などの細菌による二次感染が加わることもあり、とくに、感染防御機能が低下している乳幼児や高齢者では初期症状が少なく、発症時には二次感染症を引き起こして重症化しやすい、といわれます。

＊インフルエンザ脳症

インフルエンザ発症後、高熱やけいれん、意識障害、呼吸障害などが出現し、重篤な状態に陥ることがあります。

脳内の炎症性物質（サイトカイン）が上昇していることから、これらの作用による障害と考えられています。

１～２歳の小児に多く、致死率が高く、治ったとしても、後遺症を残すことが多い、とのことです。

＊ライ症候群

インフルエンザに続発し、解熱後に急激に嘔吐、意識障害を起こすことがあります。

多臓器不全を伴う重篤な合併症で、ライ症候群と呼ばれます。

解熱剤などとインフルエンザの関連が原因として指摘されています。

■予防

インフルエンザ予防接種には不活化ワクチンが用いられますが、インフルエンザウイルスは抗原（HA 抗原、NA 抗原）変異を起こしやすいので、体内にできた抗体は抗原の変異した新しいインフルエンザウイルスが出現するとそのウイルスに対しては働くことができません。

そのため、「生涯免疫」は得られないので毎年のワクチン接種が必要です。

■治療

主なインフルエンザ治療薬は従来、リレンザ（吸入）、タミフル（経口）、ラピアクタ（点滴）、イナビル（吸入）がありますが、どれも、細胞内で増殖したウイルスが外に出るのを妨げる働きをします。

それに対してゾフルーザは、ウイルスの増殖自体を抑えます。

ゾフルーザの症状の改善効果はタミフルなどと同等ですが、ウイルスを殺す力は 100 倍も大きく、周囲への感染防止にも効果が期待できます。

服用回数は、タミフルが１日２回、５日間服用するのに対し、ゾフルーザは１回だけです。

このように、従来と違う仕組みで効果があり、使い勝手も良くなっています。

インフルエンザウイルス：Influenza virus
カプシド：capsid
エンベロープ：envelope
ヘマグルチニン：haemagglutinin（HA）
ノイラミニダーゼ：neuraminidase（NA
パンデミック：pandemic
脳内の炎症性物質：サイトカイン（cytokine）

2）かぜ症候群の原因ウイルスが起こす感染症

一般に「かぜ」といわれる病気は、鼻腔から咽頭までの気道部位（上気道）の炎症による疾患です。ときとして気管、気管支、肺（下気道）にまで波及することがあります。このかぜ症候群の原因微生物の80%～90%がウイルスです。主な原因ウイルスとしてコロナウイルス、ライノウイルスが多く、RSウイルス、パラインフルエンザウイルス、アデノウイルスが続きます。

a）コロナウイルスが起こす感染症

コロナウイルスはRNAウイルスです。電子顕微鏡で見るとエンベロープ表面のスパイクが太陽のコロナのように見えることから名前がつけられました。

ヒトだけではなく哺乳類や鳥類にもさまざまな疾患を引き起こします。

ｉ）ヒトコロナウイルス

ヒトに感染するとかぜ症状（感冒症状）を呈します。コロナウイルスによるかぜは冬から春に多発します。下痢患者の糞便中に見出されますが、下痢との関連は明らかではありません。

ⅱ）SARSコロナウイルスが起こす感染症（2類感染症）

SARSコロナウイルスは重症急性呼吸器症候群の病原体です。

せき、くしゃみの飛沫や接触によって感染が拡がると考えられています。

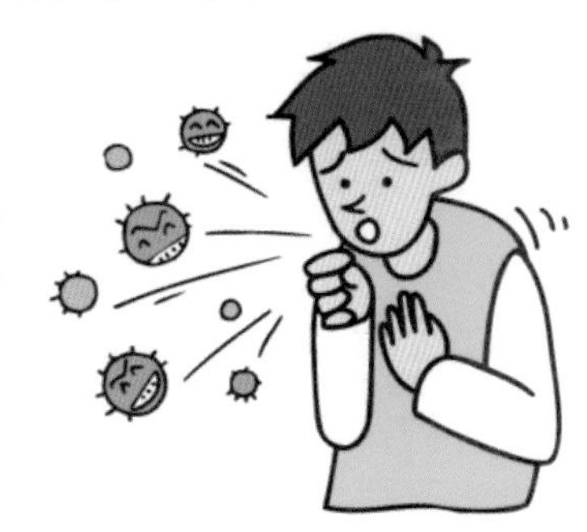

２～３日の潜伏期間を経て、38℃以上の発熱を伴い発症します。せき、全身倦怠感などのインフルエンザ様症状を呈し、呼吸困難や肺炎を起こします。

キクガシラコウモリが自然宿主で、そ

のコロナウイルスがヒトに感染拡大しSARSを引き起こすようになったと考えられています。人獣共通感染症のひとつです。

［主な感染症］重症急性呼吸器症候群

iii）MERSコロナウイルスが起こす感染症（2類感染症）

MERSコロナウイルスは中東呼吸器症候群の病原体で、感染すると高齢者や基礎疾患をもつヒトには重症肺炎を引き起こします。

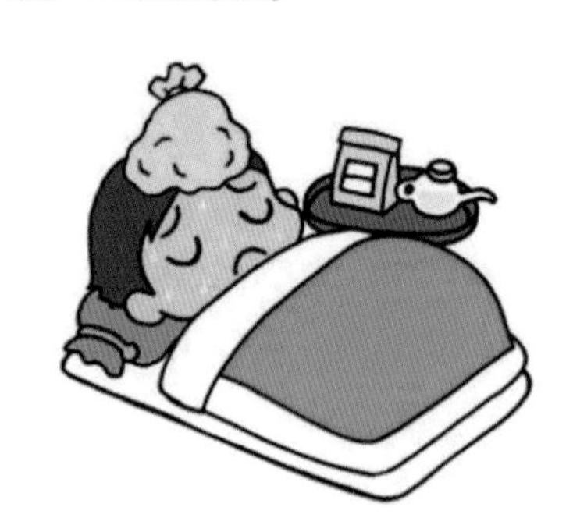

ヒトコブラクダが自然宿主の動物で、MERSはその感染源のコロナウイルスがヒトにせきや接触によって感染する人獣共通感染症です。

感染重症者の症状は高熱や肺炎、腎炎などです。

［主な感染症］中東呼吸器症候群

iv）新型コロナウイルスが起こす感染症（指定感染症）

新型コロナウイルスはCOVID-19（新型コロナウイルス感染症）を起こす病原体で、このウイルスも一本鎖RNAをもっています。

新型コロナウイルスもSARSやMERSと同様に太陽のコロナの外観をもつエンベロープウイルスです。

自然宿主としてコウモリやネズミ、キツネなどの野生動物があげられますが、まだ、特定はできていません。

COVID-19の感染様式は飛沫感染と接触感染が考えられています。

COVID-19の臨床的特徴はインフルエンザの症状に加えて致死性の間質性肺炎・肺障害を引き起こすことです。

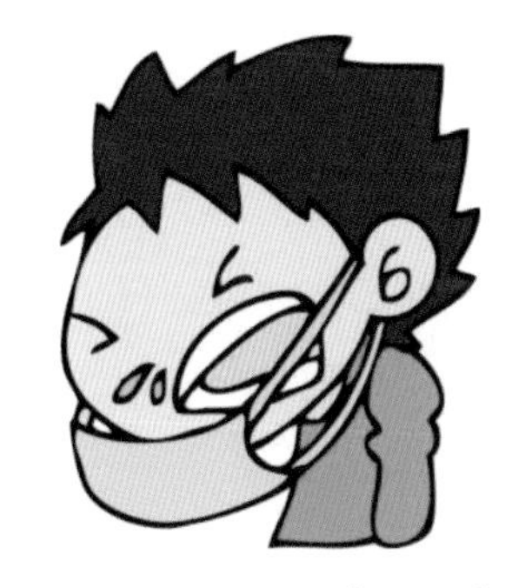

感染初期には嗅覚と味覚に異常がみられるともいわれていますが、かぜやインフルエンザなどの感染症でも現れることもあるので、とくに、COVID-19 の感染初期症状とはいいがたいとのことです。

ただ、最近の知見では肺だけではなく全身に症状がでることがわかってきました。

この臓器の炎症にかかわっているのが“サイトカインストーム”と呼ばれる免疫の暴走です。

新型コロナウイルスの侵入により分泌されたサイトカインが増えすぎて正常な細胞までも攻撃するため、とくに、血管が炎症を起こすなど傷ついて血栓ができやすくなり、血管がつまることにより容体が悪化するリスクを生じます。

それが脳梗塞や心筋梗塞などの原因につながるという報告があります。

治療薬やワクチンの研究開発・臨床試験も急ピッチの現在進行形なるも、潜伏期間や感染経路、ウイルスの変異などにも、なお、不明な点が多く、厄介な感染症には違いありません。

世界保健機関（WHO）が COVID-19 のパンデミック（世界的大流行）を宣言し、いまも世界中で感染が拡大している新型コロナウイルス。

その収束は、いまのところ、見通しが立っていない状況のようです。

SARS コロナウイルス：SARS coronavirus
重症急性呼吸器症候群：sever acute respiratory syndrome（SARS）
MERS コロナウイルス：MERS coronavirus
中東呼吸器症候群：middle east respiratory syndrome（MERS）
COVID-19：coronavirus disease-19（新型コロナウイルス感染症）

b）アデノウイルス科が起こす感染症（DNA）

アデノウイルスは飛沫や接触により上気道や眼の粘膜に感染すると増殖を始め、一部が飲み込まれて小腸に達すると、ここでも増殖し**食中毒**を起こします。そして、糞便に排泄されます。

さらに、リンパ節に侵入し、そこで増殖するとリンパ節腫脹をきたします。

アデノウイルスは咽頭結膜熱（プール熱）や急性熱性咽頭炎などをも起こす原因ウイルスです。

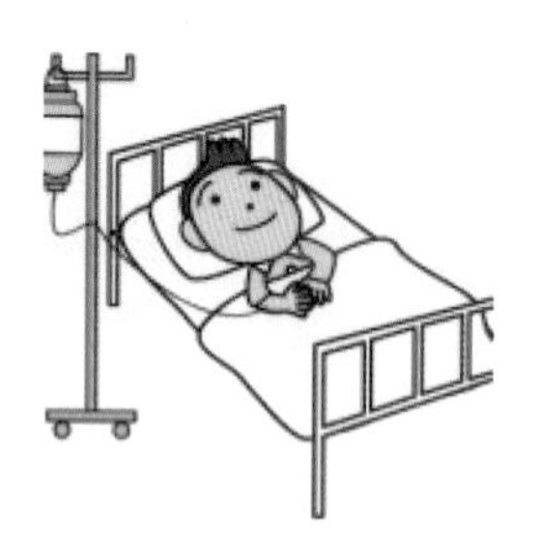

＊咽頭結膜熱

夏季を中心に流行する急性のアデノウイルス感染症です。

発熱や咽頭炎、結膜炎が主な症状です。

プールで感染することもあるのでプール熱と呼ばれていますが、多くは発病者の飛沫による感染と手指を介した接触感染です。

潜伏期間は５～７日で、急な発熱で発症し、咽頭炎によるのどの痛みが現れます。また、結膜炎に伴って、眼の充血、眼の痛み、かゆみ、眼脂、まぶしくなったり、涙が止まらなくなったりもします。なかには、より重症な流行性角結膜炎を起こす場合もあります。

特異的治療法がないので、熱や痛み、結膜炎などの症状に応じた対症療法が中心となります。とくに、水分と栄養の補給には充分な注意が必要です。

［主な感染症］咽頭結膜熱、急性熱性咽頭炎、流行性角結膜炎、急性出血性膀胱炎、乳児急性胃腸炎、食中毒 など

3）小児に多いウイルス感染症

a）ムンプスウイルスが起こす感染症（RNA）

ムンプスウイルスは流行性耳下腺炎（おたふくかぜ）の病原体です。ウイルス保有者または罹患者からの飛沫を介して鼻腔や上気道粘膜に感染し、増殖します。

増殖しながら、ムンプスウイルスはウイルス血症（ウイルスが血流に侵入し全身へと移動する状態）を起こして全身の臓器に広がり、とくに、腺組織（唾液腺、精巣、卵巣、膵臓など）と神経組織（内耳、髄膜など）に好んで感染します。

一般的には18～21日の潜伏期ののち発熱し、片側または両側の耳下腺の腫脹と疼痛を主な症状とします。

顎下腺や舌下腺がおかされたり、無菌性髄膜炎や難聴（ムンプス難聴）を合併することもあります。

小児が罹りやすく、思春期以後の成人では、合併症として精巣炎や卵巣炎を起こすことがありますが、不妊の原因となる例はまれとのことです。

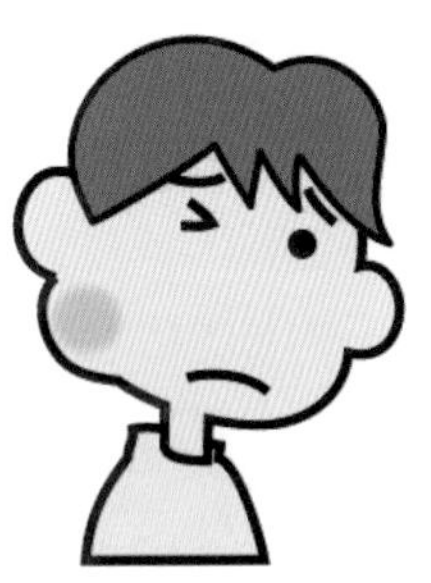
流行性耳下腺炎

［主な感染症］流行性耳下腺炎

b）麻疹ウイルスが起こす感染症（RNA）

麻疹ウイルスは麻疹（はしか）の原因ウイルスです。麻疹ウイルスは、罹患者の鼻咽腔分泌物の飛沫感染や空気感染、接触感染によってヒトからヒトに非常に強力に伝染します。

麻疹の潜伏期は10～14日で、上気道に炎症を起こし、ついで、ウイルス血症に移行します。

発熱やせき、鼻水、くしゃみ、結膜炎、下痢、口

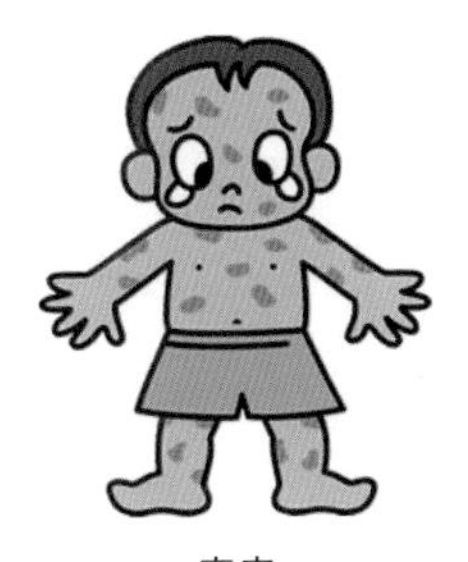
麻疹

腔粘膜に粟粒大の白色斑（コプリック斑）などを発症します。このとき多量のウイルスが排泄されるので、最も感染力が強い時期です。

その後、いったん熱が下がると全身に発疹が現れて、再び熱が上がります。

中耳炎や肺炎、脳炎を併発することもあります。

［主な感染症］麻疹

c）風疹ウイルスが起こす感染症（RNA）

風疹ウイルスはヒトが唯一の宿主で、経気道的に感染します。水平伝播では風疹を、垂直伝播では胎盤を介して胎児に母児感染し先天性風疹症候群を引き起こします。

風疹ウイルスは飛沫を介して上気道から侵入し、気道上皮における局所感染ののち、ウイルス血症を起こすため、皮膚、鼻咽腔をはじめ全身に感染が広がります。２～３週間の潜伏期を経て発熱、発疹（顔面から出現）、リンパ節腫脹（頸部、耳介後部に著明）を主徴として発症します。

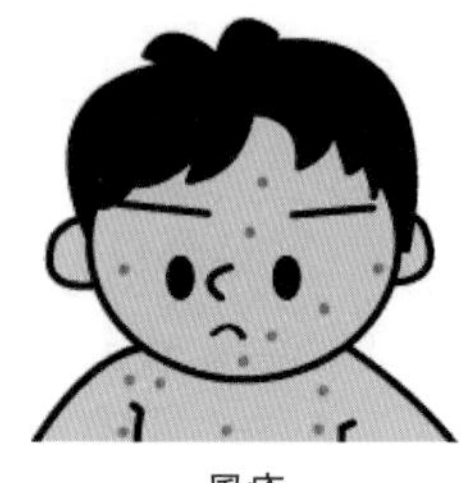
風疹

飛沫感染のほかに接触による感染もあります。風疹そのものは軽い疾患で、予後は良いそうです。

妊婦が妊娠初期から４ヶ月目ころまでに風疹ウイルスに初感染すると、ウイルス血症を起こし経胎盤的に胎児に感染し、種々の臓器に障害を与えます。多くは死産や流産をきたします。生まれても奇形（先天性風疹症候群）がみられることがあります。

先天性風疹症候群は、白内障、内耳性難聴、心臓奇形（心室中隔欠損症、動脈管開存症、心房中隔欠損症、肺動脈狭窄など）を３主徴とします。

［主な感染症］　風疹

ムンプスウイルス：Mumps virus
流行性耳下腺炎：mumps（おたふくかぜ）
ウイルス保有者：carrier
麻疹ウイルス：Measles virus
麻疹：measles（はしか）
コプリック斑：koplik 斑
風疹ウイルス：Rubella virus
風疹：rubella（三日はしか）
先天性風疹症候群：congenital rubella syndrome（CRS）

d）ヒトパルボウイルスが起こす感染症（DNA）

ヒトパルボウイルスB19は伝染性紅斑（リンゴ病）などを起こす病原体です。

＊伝染性紅斑

発病者の飛沫による感染や手指を介した接触感染後7～10日の潜伏期間を経て発熱、軽いかぜ様症状を示します。

その症状の消失後、発疹（両頬の発赤、四肢・体幹の網目状の紅斑）が現れます。

小児に多い良性の伝染性疾患です。

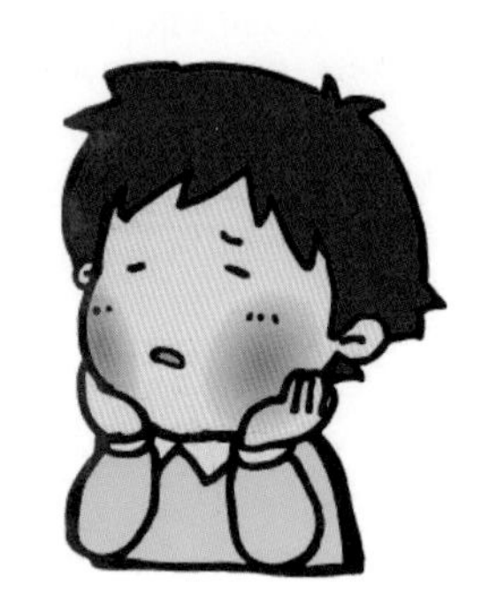

［主な感染症］伝染性紅斑 など

e）ポリオウイルスが起こす感染症（RNA）

ポリオウイルスは急性灰白髄炎の原因ウイルスです。

［主な感染症］急性灰白髄炎

f）コクサッキーウイルスが起こす感染症（RNA）

コクサッキーウイルスはヘルパンギーナや手足口病など、多彩な症状を引き起こします。

＊ヘルパンギーナ

突然の発熱と口腔粘膜に現れる水疱性の急性咽頭炎で、子どもがかかりやすいといわれています。

夏に流行し、主な病原体がコクサッキーウイルスです。

感染者の咳やくしゃみ、つばなどに含まれるウイルスによって感染し、（飛沫感染）また、水疱の内容物や便に排出されたウイルスが手などを介して、口や眼などの粘膜に侵入すると感染を起こします。（経口・接触感染）

高熱による倦怠感や、食べ物や飲み物を摂取するときに、のどに強い痛みを感じます。

熱や痛みに対する治療が基本となりますが、とくに、のどの痛みで飲み物を拒むことにより起こる脱水症状を防止するために、水分補給をしっかり行うことが大切です。

＊手足口病

口の中や手足などに水疱性の発疹が出るコクサッキーウイルスよって起こる感染症です。

子どもを中心に主に夏に流行します。

感染してから３～５日後に口の中や口の周り、手のひら、足底や足背などに２～3mm の水疱性発疹が現れます。

感染者の鼻や咽頭からの分泌物、便などによる接触感染が主ですが飛沫感染もあります。

ほとんどの発病者は数日間で治る病気ですが、伝染性が強いので注意が必要です。

特効薬がないので発熱や痛みなどの症状に応じた治療が行われます。ただ、口の中の痛みが強いと食欲不振になるので、脱水の危険があります。水分の補給に気をつけ自然に治癒するのを待ちます。

［主な感染症］ヘルパンギーナ、手足口病、流行性筋痛症、心筋炎 など

g）エコーウイルスが起こす感染症（RNA）

エコーウイルスは小児下痢症やかぜ症候群などを引き起こすウイルスです。

［主な感染症］小児下痢症、かぜ症候群、無菌性髄膜炎 など

4）蚊が媒介するウイルス感染症

a）デングウイルスが起こす感染症（RNA）

デングウイルスは蚊の吸血によってヒトに感染すると、単球（マクロファージなど）内で増殖してウイルス血症を伴う熱性疾患（デング熱）を起こします。

デングウイルスは都市部ではネッタイシマカ、森林部ではヒトスジシマカによって媒介されて感染します。

＊デング熱

４～７日の潜伏期間を経て、突然の発熱で発症し、頭痛、眼窩痛、関節痛などの症状を呈します。食欲不振、腹痛、便秘などを伴うこともあります。発症３～４日後に胸部、体幹に発疹が現れ、顔面や四肢に広がることもありますが、ふつう、１週間程度で消失します。

［主な感染症］デング熱、デング出血熱

b）ジカウイルスが起こす感染症（RNA）

ジカウイルスを有する蚊（ネッタイシマカ、ヒトスジシマカ）に刺されて感染します。

＊ジカ熱

ジカ熱の症状は発熱や眼窩痛、発疹、頭痛などです。ただし、多くの人はジカウイルスに感染しても症状が現れません。（不顕性感染）

デング熱と比べて軽症です。

痛みや発熱には解熱鎮痛剤を投与する程度ですが、脱水症に対しては輸液を実施します。

［主な感染症］ジカ熱

5）イボ、子宮頸がんの原因ウイルス感染症

ヒトパピローマウイルスが起こす感染症（DNA）

ヒトパピローマウイルスはヒトの皮膚や粘膜に感染して種々のタイプのイボ（乳頭腫）をつくります。

手指などにできる尋常性疣贅、顔面などにできる扁平疣贅、性器粘膜にできる子宮頸がんや陰茎がん、尖圭コンジロームなどがあります。

［主な感染症］子宮頸がん、尋常性疣贅、扁平疣贅、尖圭コンジローム
など

アデノウイルス：Adenovirus
咽頭結膜熱：Pharyngoconjunctival fever（プール熱）
ヒトパルボウイルスB 19：Human parvovirus B 19
伝染性紅斑：Slapped Cheek Syndrome（リンゴ病）
ポリオウイルス：Poliovirus
急性灰白髄炎：ポリオ
コクサッキーウイルス：Coxsackie virus
ヘルパンギーナ：Herpangina
手足口病：Hand,foot and mouth disease
エコーウイルス：Echovirus
ライノウイルス：Rhinovirus
デングウイルス：Dengue virus
ジカウイルス：Zika vuirus
ヒトパピローマウイルス：Human papillomavirus

6）国際伝染病の原因ウイルス感染症

日本には常在しないのですが、致死率が高く、治療法も予防法も確立されていない感染症があります。このような感染症を国際伝染病といい、マールブルグ病、ラッサ熱、エボラ出血熱などがあります。

エボラウイルスが起こす感染症

エボラウイルスはエボラ出血熱の病原体で、形態は多くはひも状、長さは 800 ～ 1000nm、ゲノムは一本鎖 RNA です。最近、エボラウイルスの宿主はオオコウモリであることが明らかにされています。

＊エボラ出血熱（1 類感染症）

ヒトへの感染経路は感染動物、患者の血液、臓器などとの直接接触から。

感染後 2 ～ 21 日の潜伏期間を経て、発熱、全身倦怠感、筋肉痛、頭痛などで発症し、腹痛、下痢、嘔吐をきたします。やがて、消化管、皮膚をはじめ種々の臓器内に出血を招き、肝障害、膵炎、腎不全などの多臓器不全を引き起こします。

致死率は 50 ～ 80%ときわめて高い。

エボラウイルス：Ebolavirus

あとがき

世界では、新型コロナウイルス感染の完全なる収束の予測さえつかめない昨今、日本でも感染拡大防止のため、密閉、密接、密集の３密回避を含む緊急非常事態宣言が発令後解除されたにもかかわらず、いまだに多数の感染者が確認されております。

飲食店や遊戯・遊技場などの自粛営業、企業苦渋選択の在宅勤務が進んだために、経済活動や社会活動の不活性化を招き、自己破産や失業、企業経営破綻、連鎖倒産などが避けられない様相を呈しております。

加えてゴールデンウイークならぬステイホーム要請による長期間の外出自粛規制強化は、いかに健全な身体、健全な精神をもつ人でさえも、生活費と居場所がギリギリのお家の事情のために、中にはフラストレーションがたまり、家庭内ＤＶやいじめ、家庭内別居、離婚、自殺にまで発展する可能性があるとのことです。

医療機関においても新型コロナウイルス感染症により大きな影響が及んでいることは周知の事実です。

感染予防や診療などに自己をも顧みず医療最前線で日夜努力し、地域医療を支えている関係従事者の方々には本当に敬意を表します。

今般の社会情勢を鑑みて、時期尚早の出版と思い、少し躊躇いも覚えましたが、この世情の逆風を追い風にすべく、内容をさらに充実させて乗り切ろうと、意を決して刊行するに至りました。

コロナウイルスについては病原微生物の章、ウイルス感染症のところで、現時点で解っている範囲で記載させていただきました。

また、文中、同じ図表や同じ解説が重ねて載っているものもありますが、関連性と重要性をもつためにあえて重複掲載しております。

そして、より理解しやすいようにカラー写真やイラストをできるだけ多く取り入れ、解説文とのマッチングを図りました。

どうか、この１冊をスマホのごとく使いこなしていただければ幸いです。

出版にあたり、

東京薬科大学前理事長　今西信幸先生（医学博士）
東京薬科大学前学長　笹津備規先生（薬学博士）

各先生方にはご校閲、アドバイス、ご指導をいただき、
衷心より深謝申し上げます。

終わりに、本書の企画・編集に当たられました

株式会社風詠社　大杉　剛社長
株式会社風詠社　藤森功一編集長

e- パートナー　加藤理咲様　　には

並々ならぬお力添えと励ましをいただき、大変お世話になりました。
心から敬意と感謝の気持ちを表します。

索引

《さ行》

《た行》

《な行》

《は行》

《ま行》

《や行》

《ら行》

【参考資料】

1. NHK 取材班『驚異の小宇宙 人体 6　生命を守る　免疫』 日本放送出版協会 1990
2. 藤田紘一郎『免疫力をアップする科学』SB クリエイティブ　2018
3. 宮坂昌之ほか『免疫と「病」の科学」講談社　2019
4. 小林武彦『DNA の 98% は謎』講談社　2017
5. 中沢昭三『抗生物質の基礎知識』南山堂　1978
6. 大木幸介『毒物雑学事典』講談社　2005
7. 『調理師教科全書 食品衛生学』全国調理師養成施設協会　1994
8. 伊藤　豊『医者が教える最強の栄養学』KK ロングセラーズ　2018
9. 医療情報科学研究所『病気がみえる vol.6 免疫・膠原病・感染症』メディックメディア　2018 年
10. Julian Davies & Barbara Shaffer Littlewood “Elementary Biochemistry”, 1979 by Prentice-Hall
11. 「日本薬剤師会雑誌」日本薬剤師会
12. 吉田眞一ほか『微生物学　疾病のなりたちと回復の促進〈4〉』医学書院　2015
13. 西條政幸、「クイックマスター微生物学」株式会社サイオ出版、2015
14. 伊東　晃ほか『薬学領域の生化学（第 2 版）』廣川書店　2013 年
15. 大野尚仁、笹津備規『新しい微生物学』廣川書店　2011 年
16. 森　昭彦『身近にある毒植物たち』SB クリエイティブ　2016
17. 東京医科歯科大学「自己免疫疾患を引き起こす T 細胞の運命を決定する遺伝子を同定」- 免疫難病の新規治療法への道 -
http://www.tmd.ac.jp/press-archive/100407/index.html
18. 坂井建雄、久光　正『ぜんぶわかる脳の事典』成美堂出版　2011
19. 齋藤勝裕『毒の科学』SB クリエイティブ　2016
20. アレルギーを抑える物質（アラジン -1）発見・・・筑波大学
http://www.tsukuba.ac.jp/public/press/100603press.pdf
http://www.nature.com/ni/journal/vaop/ncurrent/abs/ni.1886.html
21. 坂井建雄、橋本尚詞『ぜんぶわかる人体解剖図』成美堂出版　2011
22. 北元憲利『休み時間の微生物学』講談社　2012

23. 大森　徹ほか『生物Ⅰ・Ⅱのすべて』中経出版　2013
24. 水野丈夫ほか『理解しやすい生物Ⅰ・Ⅱ』文英堂　2011
25. D. サダヴァほか『大学生物学の教科書』講談社　2010
26. 山科正平『新・細胞を読む』講談社　2009
27. 森　誠『カラー図解　生化学ノート』講談社サイエンテフィク　2014
28. 石田秀行『セラピストのための見てすぐわかる解剖生理学』笠倉出版社　2014
29. 大木幸介『脳がここまでわかってきた』講談社　1992
30. 「国試がわかる本」編集委員会『薬剤師 新・国試がわかる本 2016』医学評論社　2015
31. 審良静男ほか『新しい免疫入門』講談社　2016
32. 田中稔之『免疫学「わたしの体」をまもる仕組み』じほう　2016 年
33. 日本薬学会『生物系薬学Ⅲ. 生体防御と微生物』東京化学同人　2016
34. 田中越郎『好きになる生理学』講談社サイエンティフィク　2015
35. 齋藤紀先『休み時間の免疫学』講談社　2014
36. 鈴木隆二『免疫学の基本がわかる事典』西東社　2015
37. 浅野伍朗『からだのしくみ事典』成美堂出版　2016
38. 国立がん研究センター研究所『「がん」はなぜできるのか』講談社　2018
39. 二木芳人ほか『薬学生・薬剤師レジデントのための感染症学・抗菌薬治療テキスト 第 2 版』じほう　2018 年
40. 山科正平『新しい人体の教科書上下』講談社　2018
41. 本庶　佑『ゲノムが語る生命像』講談社　2013
42. 水谷　仁「Newton 2015 年 6 月号～バクテリア驚異の世界」ニュートンプレス　2015 年
43. 生田　哲『脳と心をあやつる物質』講談社　2001
44. NHK 取材班『驚異の小宇宙・人体 1. 生命誕生』日本放送出版協会　1990
45. 龍原　徹『ポケット医薬品集』白文舎　2009
46. 大正製薬株式会社学術部「アレルギーの基礎」
47. 生田　哲『ウイルスと感染のしくみ』ソフトバンククリエイティブ　2013

大和田　清吉（おおわだ　せいきち）

1970年　東京薬科大学卒業

東京薬科大学社会医療研究所教授
薬剤師
臨床検査技師

明治製菓勤務
愛和病院（春日部市）薬局長
花野井薬局（有限会社オオワダ）経営

身体を知って健康を保つ本

2020年9月10日　第1刷発行

著　者　大和田清吉
発行人　大杉　剛
発行所　株式会社 風詠社
〒553-0001　大阪市福島区海老江5-2-2
大拓ビル5 - 7階
TEL 06（6136）8657　https://fueisha.com/
発売元　株式会社 星雲社
（共同出版社・流通責任出版社）
〒112-0005　東京都文京区水道1-3-30
TEL 03（3868）3275
装幀　2DAY
印刷・製本　シナノ印刷株式会社

ISBN978-4-434-27917-1 C0047